내 몸 안에 준비된 의사

내 몸 안에 준비된 의사의 손발을 묶어놓고

누구에게 하나뿐인 소중한 생명을 맡길 것인가!

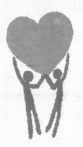

김재호의 생명이야기

김재호의 생명이야기

내 몸 안에 준비된 의사

의학의 아버지라 불리는 히포크라테스가 2400년 전에 남긴 말 가운데에는 반드시 새겨들어야 할 말이 있습니다. 사람들은 누구 나 몸 안에 의사가 있으며, 우리는 그 의사가 일을 잘 할 수 있도록 도와야 한다고 합니다. 우리 몸 안에 있는 의사, 곧 자연치유력이 질병을 낫게 해 주는 최고의 힘이라는 것입니다. 유전학의 발전으 로 히포크라테스가 말하는 자연치유력이 세포 안에 유전자의 형 태로 완벽하게 준비되어 존재한다는 사실이 확인되었습니다.

사람들은 아프면 병원에서 치료받아야 낫는다는 선입견을 가지 고 있는데, 의사의 도움 없이도 수많은 문제들이 자연치유되고 있 다는 사실을 깨닫지 못합니다. 몸에 생기는 상처, 음식이나 호흡을 통해 수시로 들어오는 해로운 물질과 세균, 매일 생기는 수천 개의 암세포, 세포 속 수십만 개 DNA의 손상 - 이런 문제들은 의사의 도 움 없이 우리도 모르는 사이에 말끔히 해결됩니다.

감기에 걸려 의사가 처방해 준 약을 먹고 나았다면 약 덕분에 나았다고 생각하기 쉽지만, 감기약으로 알고 먹는 약은 콧물과 기침, 고열, 두통과 같은 감기 증세를 완화시킬 뿐, 감기의 원인이 되는 감기 바이러스를 죽이는 약이 아닙니다. 감기가 낫는 것은 면역세포인 백혈구가 감기 바이러스를 말끔히 제거하기 때문인데, 이것은 감기약과는 아무 상관없는 일입니다.

우리 몸의 수십조 개의 세포에는 각각 60억 개의 DNA가 30억 쌍을 이루어 25,000개 정도의 유전자를 구성하고 있습니다. 유전자는 세포 안에 들어있는 프로그램으로 이 유전자들이 정상적으로 작동할 때 우리는 건강하게 살 수 있으며, 유전자들이 어떠한 이유로 제 역할을 하지 못할 때 질병에 걸리는데, 어떤 유전자에 문제가 생겼느냐에 따라 질병의 종류가 달라집니다.

유전자가 일시적으로 역할을 못하여 어떤 질병에 걸렸을 때 유전자의 환경이 개선되면 유전자들이 다시 제 역할을 하게 되므로 질병은 치유되는데, 이것이 히포크라테스가 말하는 자연치유입니다. 질병의 치유는 치유 기능을 하는 준비된 의사인 유전자가 일한 결과이지, 저절로 되는 것이 아니기 때문에 엄밀히 말하면 자연치유라는 말은 정확한 말은 아닙니다.

내 몸 안의 의사인 자연치유력은 어디에서 온 것일까요? 인류는 유전학의 발전으로 모든 유전자들이 인간이 만든 어떤 물질보다 정교하고 완벽하게 설계되어 있어서 결코 우연히 만들어진 물질이 아님을 인정하지 않을 수 없게 되었습니다. 유전자는 창조주의 무한한 사랑을 바탕으로 완벽하게 설계되어 있는 위대한 작품이라는 사실을 부정하기 어렵습니다.

자연치유를 정확하게 이해하면 건강한 삶이 보입니다. 어떠한 질병에 걸렸을 때 자연치유를 가능하게 하는 시스템, 곧 몸 안에 준비된 의사에 대하여 고마운 마음을 가지고, 이 시스템이 일할 수 있는 환경을 만들어주는 삶을 사는 것이며, 그 이상도 그 이하도 아닙니다. 질병에 걸렸을 때 자연치유력을 회복시키면 질병이 쉽게 낫는 것은 너무나 당연합니다.

필자는 이처럼 고마운 존재인 자연치유력을 회복시키는 삶을 소개하기 위하여 2016년 7월부터 아시아경제TV와 아시아경제신문 인터넷판에 "김재호의 생명이야기"라는 이름으로 건강칼럼을 쓰고 있습니다. 자연치유만이 우리의 건강과 생명을 지킬 수 있는 최고의 길임을 알려 많은 분들의 건강을 지키는 데 도움이 될 수 있도록 그 동안 쓴 글들을 모아 한 권의 책으로 만들었습니다.

필자는 의학을 전문적으로 공부한 사람이 아니며, 더구나 의사는 아닙니다. 현대의학 지식은 턱없이 부족하지만, 자연치유력만이 우리의 건강과 생명을 완벽하게 지켜줄 수 있는 최고의 길임을 잘 알고 있으며, 최근 과학의 발전으로 이를 입증하는 증거가 수없이 발견되고 있습니다.

이 책을 통하여 자연치유에 대한 이해를 넓혀서 내 몸 안에 준비된 의사인 유전자를 춤추게 만들어 많은 분들의 건강한 삶에 조금이라도 도움이 되었으면 하는 희망을 가지고 있습니다. 나아가 몸 안에 최고의 의사를 미리 준비하신 창조주의 생명을 받아들이는 기적을 많은 분들이 경험하면 더욱 좋겠습니다.

그 동안 칼럼을 쓰는 과정에서 많은 관심을 갖고 격려해 주시고 도움을 주신 모든 분들, 특히 아시아경제TV의 박동석 전 대표와 아시아경제신문의 김종화, 서소정, 문소정, 이근형, 공수민 기자, 동방문학 이시환 시인, 신세림출판사의 이혜숙대표와 엄은미님께 감사의 말씀을 드립니다.

아울러 아내가 남겨준 시『사랑이 힘들었습니다』를 생각하면서 아내에게 이 책을 바칩니다.

사랑이 힘들었습니다
물결 이경은

사랑이 힘들었습니다
사랑은 의무라
사랑은 책임이라
사랑은 희생이라 생각했습니다
사랑은 기쁨이고
환희이며 감사라는 것 말고는
아직도 방법은 모릅니다

사랑할 줄 몰랐기 때문에
사랑을 받을 줄도 몰랐습니다

오늘 깨달았습니다
주님은
저에게 무수히 사랑을 퍼붓고 계셨는데
알지 못해서
하나님의 사랑도 받아들이지 못했습니다

하늘에서 사랑의 비가 쏟아집니다
주체할 수 없어
두 팔을 벌리고 춤을 춥니다
사랑의 비가
나를 적시고
흠뻑흠뻑 넘쳐나게 하소서

마음은 그것이 아닌데
실컷 사랑하고 싶은데
애써 감추며
간구합니다

번데기 앞에서 주름잡았죠
다 아시는데
저는 진짜 바보였습니다

2장 암의 예방과 치유

4장 면역성 질환의 예방과 치유

1 장

내 몸 안에 **준비된 의사**의 발견

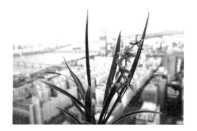

1
건강한 삶

　치명적인 질병에 걸려 생이 얼마 남지 않은 경우처럼 특수한 상황에 있지 않은 사람이라면 건강을 삶의 최고의 목표로 삼지는 않는다. 그렇지만 사람들은 누구나 건강히 살고 싶어 하고, 건강한 삶을 위해 많은 시간과 노력과 돈을 투자한다. 그런데 사람들은 몸만 아프지 않으면 건강하다고 생각하기 쉽다. 과연 그럴까?

　세계보건기구(WHO)는 1946년에 제정한 세계보건기구 헌장 서문에서 건강을 '육체적, 정신적, 사회적으로 완전한 상태이며, 단순히 질병이 없거나 허약하지 않은 상태를 의미하는 것이 아니다'라고 정의하였고[1], 1984년에는 건강을 정의함에 있어 '육체적, 정신적, 사회적' 다음에 '영적' 이라는 단어를 포함시킬지에 대한 논의를 거쳐 헌장을 개정하지는 않았지만, '영적'이라는 단어도 포함되어 있는 것으로 해석할 것을 회원국들에게 권장하였다.[2]

---

1)　세계보건기구(World Health Organization), Preamble to the Constitution of the World Health Organization, "Health is a state of complete physical, mental and social well-being and not merely the absence of disease or infirmity."

2)　세계보건기구(World Health Organization), World Health Organization Resolution WHA37.13, May 17,1984, which made the "spiritual dimension" part and parcel of WHO Member States' strategies for health

WHO의 건강에 대한 이러한 개념 정의에는 정신질환은 차치하더라도 육체적인 질병의 경우에도 질병의 원인이 정신적, 사회적, 영적인 차원에서 출발하는 경우가 많다는 전제에 근거를 두고 있음은 두말할 필요가 없다. 이처럼 육체적 건강도 정신적, 사회적, 영적 상태가 서로 밀접하게 연관되어 상호작용을 하고 있으므로 육체적인 질병을 독립적으로 해결하려 하기 보다는 정신적, 사회적, 영적 건강을 함께 추구하는 것이 바람직하다고 할 수 있다.

최근 과학의 발달은 건강에 대한 이러한 정의가 맞다는 사실을 입증해 주고 있다. 인간의 세포는 25,000개 정도의 유전자, 즉 아데닌, 티민, 구아닌, 시토신의 네 종류의 염기로 만들어진 프로그램으로 구성되어 있으며, 이 유전자가 구조적으로 변질되거나 기능적으로 작동하지 않을 때 질병이 생기고, 지난 2003년 4월에는 각종 질병별로 변질된 유전자의 위치까지 찾아내어 보여주는 유전자지도를 발표하기도 하였다.[3]

WHO는 이와 같은 유전자 변질로 인한 질병을 '비감염성 만성 질환'(noncommunicable diseases; NCD 또는 chronic diseases)이라 부르고, 최근 인류의 사망원인 가운데 60%이상이 이러한 생활습관병에 기인한다고 한다.[4] 이것은 잘못된 생활습관이 유전자를 변질시켜 질병의 원인이 되므로 생활습관을 개선하는 것이 질병을 예방하고 치유함으로써 건강을 지키는 지름길임을 강조하고, 각 국 정부가 잘못

---

3) International Human Genome Sequencing Consortium, Human Genome Project(April 14, 2003)

4) 세계보건기구(World Health Organization), News, Top 10 causes of death

된 생활습관의 개선을 위해 최선의 노력을 기울일 것을 적극 권하고 있다.

안타깝게도 아직까지는 어떠한 생활습관이 어떤 유전자를 어떻게 변질시키는지에 대해서는 연구 성과가 충분하지 않다. 시간이 지나면 유전자의 변질에 대해서는 유전학(genetics)과 후성유전학(epigenetics)의 발전을 통해서 많은 사실들이 밝혀지겠지만, 질병의 원인이 되는 유전자의 변질이 잘못된 생활습관에 있음을 알면서도 현대의학은 유전자를 모르던 시절에 사용하던 증세치료법에 의존할 수밖에 없는 딜레마로부터 벗어날 수 없는 현실이 안타까울 따름이다.

이러한 상황에서 개인은 어떤 선택을 하는 것이 현명할까? 어떠한 질병도 현대의학이 다 해결할 수 있다면 개인은 살던 대로 살면서 의료비용만 준비하고 있으면 된다. 그렇지만 안타깝게도 현대의학은 그런 수준에 와 있지 못한데, 그 해결방안을 찾아낼 때까지 기다리다 죽을 것인가?

정도의 차이는 있지만, 지금까지 알려진 잘못된 생활습관의 개선만으로도 건강의 증진에 많은 효과를 볼 수 있다는 사실들을 사람들은 알고 있으며, WHO도 이 점을 강조하고 있다. 개인들의 생활습관 개선을 위해서 정부도 긴강관련 각종 난체도 적극 노력해야 할 이유가 여기에 있다.

(아시아경제TV 2016.7.18)

2
질병으로부터 자유로운 삶

　과학의 발전으로 옛날에는 오리무중이었던 것들이 명확해지는 경우가 많은 세상이 되었다. 질병의 원인도 그 중 하나다. 질병에 걸리면 신이 노했기 때문이라고 생각하여 신에게 제사를 지내던 시절도 있었고, 세균의 존재가 밝혀지면서 세균의 감염을 두려워하여 환자를 격리하기도 했으며, 어떤 질병은 나이가 들면 걸리는 것으로 생각하여 성인병이라 부르기도 했다.

　최근 유전학의 발전으로 잘못된 생활습관 때문에 유전자가 변질되는 것이 질병의 원인이라는 사실이 밝혀지자, 질병관련 정보가 병원과 의사의 전유물이던 시절에 만들어진, '아프면 병원에 가서 수술을 받거나 약을 먹어야 낫는다'는 고정관념은 심각한 도전에 직면하게 되었다. 질병은 원인을 없애야 낫게 마련인데, 수술을 받거나 약을 먹는 것은 임시방편은 될 수 있을지언정 질병의 원인을 제거하는 것이 아니기 때문이다. 성인병이라는 말은 자연스럽게 생활습관병이라는 말로 대체되었다.

세계보건기구(WHO)는 고혈압, 흡연, 고혈당, 육체적 비활동, 비만의 다섯 가지를 5대 사망위험 요인으로 꼽고[1], 여기에 음주와 고콜레스테롤, 잘못된 식사를 포함한 주요 생활습관병의 원인들을 개선할 것을 회원국들에게 권장하고 있으나[2], 아직까지 개선은 잘 이루어지고 있는 것 같지 않으며, 우리나라도 크게 다르지 않다.

성인의 반 이상이 혈관질환이나 당뇨병, 비만 가운데 하나 이상을 앓고 있는 미국에서 보건부와 농무부 합동으로 미국 국민들의 음식 가이드라인을 만들어 5년마다 발표하도록 1990년에 법을 제정하여 시행하고 있는 미국의 노력을[3] 타산지석으로 삼는 것도 나쁘지는 않을 것 같다.

아직까지 세균성 질환을 생활습관병으로 분류하지는 않지만, 세균성 질환도 면역력이 약한 사람만 걸리며, 잘못된 생활습관으로 면역력이 떨어지기 때문에 넓은 의미로는 일종의 생활습관병으로 볼 수도 있다. 모든 질병이 넓은 의미의 생활습관병이라면 어떻게 해야 질병으로부터 자유로운 삶을 살 수 있을지는 명확하다. 잘못된 생활습관만 바꾸면 질병의 치유는 물론, 예방도 가능하므로 질병으로부터 자유로운 건강한 삶을 살 수 있는 것이다.

평생 고혈압 약, 당뇨병 약, 고지혈증 약, 각종 항생제를 먹으며

---

1) 세계보건기구(World Health Organization), Global health risks

2) 세계보건기구(World Health Organization), News, Noncommunicable diseases

3) 미국 National Nutrition Monitoring and Related Research Act of 1990
   (Public Law 101-445 - Oct. 22, 1990)

살고 싶은가? 불치의 병으로 알려진 암에 걸려 독한 항암제와 방사선치료에 나의 귀한 생명을 맡기겠는가? 아니라면 지금 당장 잘못된 생활습관의 개선을 시작하라. 그 일을 할 수 있는 사람은 병원도 의사도 아니고, 이 세상에 나밖에 없음을 명심하시라.

(KB자산운용 사보 2017.4)

3

질병: 친구인가 적인가

자신이 어떤 질병에 걸렸다는 것을 확인하는 순간, 사람들은 큰 충격을 받는다. 어떤 사람들은 '그럴 리가 없다'고 부정하기도 하고, 두려움이 불안으로 나타나기도 하며, '하필이면 왜 내게 이런 병이' 하면서 분노하기도 하고, 많은 사람들이 큰 슬픔을 느낀다. 그만큼 질병은 받아들이기 쉽지 않은 부정적인 충격임에 틀림없다. 질병은 그렇게 나쁘기만 한 것일까?

사람들은 쉽게 치유되지 않는 질병에 걸리면, 왜 자신이 그러한 질병에 걸리게 되었는지 지나간 삶을 되돌아보고, 나을 수 있는 길을 찾아 나서게 된다. 질병은 몸이 더 이상 악화되기 이전에 필요한 조치를 취할 수 있도록 기회를 제공해 주는 것이다.

만일 회복이 불가능한 시점에 이를 때까지 그 사실을 알지 못한다면, 회복할 수 있는 마지막 기회는 물론 삶을 정리할 수 있는 기회마저 놓쳐버릴 것이다. 웰빙(well-being) 못지않게 웰다잉(well-dying)이 많은 사람들의 관심을 끄는 것은 장수만이 다가 아니고, 어떻게 생을 마감하느냐가 중요하기 때문이다.

많은 사람들이 카네기 멜런대 교수였던 랜디 포시가 췌장암 말기에 걸렸음을 알고 나서 가족들과 행복한 삶을 살아가면서 사랑하는 세 아이들에게 나중에 성장하였을 때 들려주고 싶은 이야기들을 강의로 남기고[1] 생을 마감한 아름다운 죽음을 기억할 것이다.

질병은 몸을 회복시키는 기능도 한다. '시대의 소망(the desire of ages)'의 저자 엘렌 G.화이트(Ellen G. White)는 '사람들은 자신과 인류의 이익을 위해 생명의 법칙을 이해하고 이에 따라야 하며, 질병과 그 원인을 알고, 현명하게 살아야 할 의무가 있다'고 하면서, 질병이란 '건강의 법칙을 어긴 결과 나타나는 현상으로부터 벗어나려는 자연의 노력' 또는 '창조주의 법칙에 따라 살지 않은 개인들의 훼손된 건강을 복원시켜 주는 자연의 우호적인 노력'이라고 정의하고, 창조주는 '자연의 우호적인 노력'을 통해 그 분의 일을 하기 때문에 사람들은 이것을 이해하고 협조해야 한다고 한다.[2]

질병에 대한 화이트의 이러한 견해는 어떤 질병에 걸렸을 때 대응하는 방법에서 현대의학과 큰 차이를 보인다. 현대의학은 질병과 관련된 병원체나 몸의 어떤 부위를 직접 절제하는 수술을 하거나, 약이나 방사선과 같은 물질을 이용하여 공격하거나 조절하는

---

1) 랜디 포시(Randolph Pausch), 마지막 강의(the Last Lecture), 2008

2) 엘렌 화이트(Ellen G. White), Healthful Living, Battle Creek, Mi., Medical Missionary Board, 1897, p.19 (paragraph 50)

방법으로 병을 치료하려 한다.

　반면에 화이트의 견해를 따르는 사람들은 몸에 어떤 문제가 생길 것을 모두 예측하고 그 대비책이 몸 안에 이미 만들어져 있다는 전제하에 자연치유를 추구한다. 잘못된 생활습관을 개선하여 창조주가 바라는 삶으로 되돌아가면 몸 안의 치유시스템이 다시 작동하여 자연치유가 된다고 생각한다.

　감기에 걸렸을 때 약을 먹거나 어떤 암에 걸렸을 때 수술이나 항암 또는 방사선과 같은 치료를 받지 않고, 좋은 환경에서 약해진 면역력을 회복시키는 방법으로 자연치유하고자 하는 것이나 최근에 지카 바이러스에 감염된 사람들이 병원을 찾아가면 바이러스를 직접 죽이지는 못하지만, 충분한 휴식과 수분 섭취만으로 대부분 회복되는 것이 자연치유의 예이다.

　이처럼 질병은 문제가 커지기 전에 알려주고 빨리 대응하여 회복할 수 있게 해 주는 고마운 존재이기 때문에 적이 아니고 친구임이 분명하다. 그러므로 우리는 질병이 발견되는 순간 나의 생활습관 가운데 무엇이 잘못되었는지 되돌아보고 이를 개선하여 자연치유에 적극 협조할 필요가 있다.

(아시아경제TV 16.7.25)

4
질병의 원인을 외면하는 현실

사람들은 어떤 사고를 당하거나 문제가 생기면 상황을 파악하고 해결방안을 찾게 되는데, 어떠한 형태로든 원인에 대한 분석과정을 거치는 것이 일반적이다. 원인을 파악하는 것은 해결방안 마련에 중요한 실마리를 제공해 주는 것은 물론, 사고나 상황의 예방에 큰 도움을 주기 때문이다. 그런데, 유독 질병의 원인에 대해서는 아프지 않은 사람은 말할 것도 없고, 의사도 환자도 무관심하고 외면하는 현실을 어떻게 해석해야 할까?

질병은 우연히 찾아오는 것이 아니라는 면에서 사고와 다르다. 질병에 걸리는 원인이 전적으로 나의 잘못된 생활 때문이며, 이것이 쌓여서 짧게는 며칠 뒤부터 길게는 몇 년, 몇 십 년 뒤에 질병으로 찾아온다. 우리가 질병의 원인에 대해 많은 관심을 가져야 하는 이유다.

질병은 그 성질에 따라 면역성 질환과 기능성 질환의 두 가지로 구분할 수 있다. 면역세포인 백혈구는 외부에서 들어오는 모든 세균과 정상세포가 변질되어 만들어진 암세포를 죽여 내 몸을 지키는 역할을 하는데, 백혈구가 이러한 면역기능을 제대로 수행하지 못하는 질병이 면역성 질환이다.

면역성 질환은 세 가지로 구분할 수 있다. 첫째는 면역력이 약해져서 감염성질환이나 암에 걸리는 경우이다. 국방과 치안을 담당하는 군과 경찰이 외적이나 조폭에 제압당하는 상황과 비슷하다. 감기, 간염, 결핵, 사스(SARS), 메르스(MERS), 조류독감(AI)과 같은 모든 세균질환은 다 여기에 속한다. 백혈구가 정상적으로 기능하지 못할 때 발병하며, 기능을 회복하면 쉽게 낫는다.

둘째는 백혈구가 정상세포를 적으로 오인하여 공격하는 질병으로 흔히 자가면역질환이라 부른다. 군과 경찰이 일반국민을 외적이나 조폭으로 오인하여 공격하는 상황과 비슷하다. 관절의 연골세포를 공격하는 류마티스 관절염, 눈물샘을 공격하는 안구건조증, 창자를 공격하는 크론병, 모세혈관을 공격하는 루프스 등 그 종류가 매우 많다. 백혈구가 공격을 멈추면 바로 낫는다.

셋째는 백혈구가 과민하게 반응하는 면역과민질환으로 천식, 알레르기 비염, 아토피 피부염을 비롯한 각종 알레르기가 여기에 속한다. 흔히 면역력이 약해진 상태에서 잘 나타나는데, 잘못된 생활습관과 환경의 오염으로 이러한 질병은 급격히 늘어나고 있다. 생활습관과 환경이 개선되면 쉽게 낫는다.

기능성질환은 세포안의 유전자가 변질되어 본래의 기능을 하지 못하는 질환이다. 인간의 세포에 존재하는 25,000개의 유전자 가운데 변질되는 유전자에 따라 다양한 질병이 존재한다. 유전학의 발전으로 변질된 유전자의 위치에 따라 질병이 일정하다는 사실이 확인되었는데, 2003년에는 질병별로 변질된 유전자의 위치를 염색체상에 보여주는 유전자지도가 공개된 바 있다.

유전자지도를 보면 폐암이 걸린 사람은 23쌍의 염색체 가운데 세 번째로 길이가 긴 3번 염색체의 윗부분에 있는 유전자가, 당뇨병에 걸린 사람은 6번 염색체의 윗부분에 있는 유전자가, 비만인 사람은 7번 염색체의 아랫부분에 있는 유전자가 변질되어 있다.[1]

어떤 질병에 걸렸을 때 그 질병의 원인을 알면, 치유하는 방법을 쉽게 알 수 있다. 감기 바이러스와 같은 세균에 감염되어 병에 걸렸을 때 면역력을 높이면 치유는 물론, 예방도 가능하다. 어떤 유전자가 변질되어 병에 걸렸을 때 변질시킨 원인을 찾아 이를 제거하면 치유되고 예방되는 기쁨을 누릴 수 있다.

현대과학은 우리의 면역력이 떨어지거나 유전자가 변질되어 질병에 걸리는 원인이 잘못된 생활습관에 있음을 끊임없이 밝혀내고 있다. 그 결과들은 언론을 통해 수시로 보도되고 있고, 세계보건기구(WHO)를 비롯한 수많은 건강관련 기관들은 이를 실천하도록 적극 홍보하고 있다.

---

1) 뉴스위크 한국판 2000.4.12, 인간유전자지도

우리가 건강한 삶을 사는 길은 너무나 명확하다. 면역력을 떨어뜨리거나 유전자를 변질시키는 잘못된 생활습관을 개선하는 것만이 유일한 길이며, 그 이상도 그 이하도 아니다. 잘못된 생활습관으로 암에 걸린 사람이 잘못된 생활은 계속하면서 항암치료나 방사선치료를 받으면 암이 나을 수 있을까? 원인은 그대로 둔 채 증세를 완화시키는 요법으로는 좋은 결과를 가져올 수 없음을 명심하여야 한다.

(KB자산운용 사보 2017.6)

5

질병의 치료와 치유

우리가 어떤 질병에 걸렸을 때 병원에 가는 이유는 질병을 낫기 위해서, 다시 말하면 질병을 치유하기 위해서이다. 병원에서는 환자가 찾아오면 일반적으로 치유가 아닌 치료를 해 준다. 치료와 치유는 어떻게 다를까?

치유는 질병의 원인이 몸에서 완전히 사라져 질병으로부터 해방되는 것을 의미하며, 영어로는 'heal'이라 한다. 치료는 질병의 원인은 몸에 남아 있는 상태에서 질병으로 인한 증세(symptoms)를 완화시키는 것을 의미하며, 영어로는 'treat'라 하여 'heal'과 구분한다.

예를 들어 보자. 감기에 걸렸을 때 감기 바이러스가 몸 안에서 완전히 사라지는 것이 치유라면, 바이러스는 몸 안에 남아 있는 상태에서 콧물이나 기침이 나는 것이 줄어들고, 두통이나 고열이 완화되는 것이 치료이다.

고혈압 환자가 아무런 약을 먹지 않고도 혈압이 정상으로 돌아가면 치유된 것이고, 약을 먹으면 정상혈압으로 내려갔다가 약효가 떨어지면 다시 올라가는 것이 치료이다.

암환자의 몸 안에서 암 세포가 완전히 사라지는 것이 치유라면, 암에 걸린 원인은 몸 안에 남아 있는 상태에서 발견된 암 덩어리를 수술이나 약물 또는 방사선과 같은 물질로 없애거나 줄어들게 하는 것이 치료이다.

치료와 치유의 의미를 완전히 이해하면, 우리는 질병에 걸렸을 때 아무도 치료를 원하지 않으며, 치유를 원할 것이다. 질병의 원인이 완전히 제거되어야 재발의 두려움으로부터 벗어날 수 있기 때문이다.

그러나 치유를 위해서는 질병의 원인을 완벽하게 제거하여야 하는데, 현실적으로 그리 쉬운 일이 아니다. 현대의학이 대단히 발전한 것은 사실이지만, 아직도 질병에 대하여 모르는 것이 너무 많다. 아직까지 사망의 주요 원인인 암이나 각종 혈관질환과 같은 만성 질환을 치유하지 못하고, 차선책으로 열심히 치료를 하고 있는 현실이 치유의 어려움을 말해 준다.

우리가 원하는 건강한 생활을 위해서는 질병의 치유는 물론, 예방도 되어야 하는데, 질병의 원인을 파악하여 제거함으로써 둘 다 가능해질 것이다. 반면에 치료로는 몸 안에 질병의 원인이 남아 있는 한 언제든지 재발의 가능성이 남아 있으며, 치료할 때 사용하는 약품과 같은 물질은 반드시 부작용을 동반하기 때문에 치료로는 건강이 보장되지 않는다.

어떤 질병에 걸렸을 때 치유를 선택할 것인지, 아니면 치료를 선택할 것인지는 개인의 선택에 달려 있다. 한 번의 선택에 자신의 생명이 달려 있음을 생각하면 질병마다 치유와 치료의 현실을 정확히 파악하는 것은 너무나 중요한 일이다.

치료에 대한 정보는 비교적 많은 양이 데이터화되어 공개되어 있으므로 많은 정보를 어렵지 않게 얻을 수 있으며, 그 효과를 판단하기가 비교적 용이하다. 어떤 질병에 걸렸을 때 어떤 치료를 받으면, 무슨 효과가 있으며, 부작용이 무엇인지 어느 정도 예측이 가능하다는 이야기다.

반면에 치유에 대한 정보는 체계화되어 있는 정보부터 각종 민간요법에 이르기까지 종류도 많고, 신뢰성이 떨어지는 정보도 많이 포함되어 있으므로 현명한 선택이 필요하다. 치유에 대해 체계적인 지식과 안목이 필요한 이유가 바로 여기에 있다.

(아시아경제TV 16.8.1)

6

증세를 이기는 슬기

질병 때문에 기능이나 느낌이 정상에서 벗어나 있는 상태를 증세라고 하는데, 사람들은 어떤 질병에 걸렸을 때 질병의 원인을 해결하려 하기 보다는 증세를 없애는 데에 지나치게 집착하는 경향이 있다. 아마도 증세는 질병 때문에 나타난 나쁜 현상이기 때문에 증세가 없어져야 질병이 낫는다는 선입관을 가지고 있기 때문일 텐데, 과연 그럴까?

'증세치료(treating the symptoms)'라는 제목으로 수돗물이 방안에 번지자 의사와 간호사가 열심히 걸레질하는 만화가 있다. 수도꼭지를 잠그거나 고치면 쉽게 해결되련만, 걸레질만 하는 모습이 질병의 원인은 그대로 둔 채 증세만 치료하는 세태를 풍자한 것인데, 우리 주변에는 고혈압 약, 감기약을 먹는 것처럼 증세만 치료하는 사례가 수없이 많다.

감기에 걸리면 몸이 피곤해지고, 추워지며, 재채기와 두통, 그리고 콧물과 기침이 이어지는 것이 일반적인 증세다. 이럴 때 병원에 찾아가면 의사는 이유는 잘 설명하지 않고 이러한 증세를 완화시키는 약을 처방해 주는데, 약을 먹어도 잘 낫지 않다가 꽤 긴 시간이 지난 뒤에 낫는다.

상한 음식을 먹고 장염에 걸리면 설사나 구토가 일반적이며, 항문이 헐거나 탈수 증상이 나타나기도 하고, 복부에 통증이나 복부 팽만감이 생기며, 고열로 인해 두통이 발생하기도 한다. 이럴 때 사람들은 이러한 증세를 완화시키는 약을 먹지만, 시간이 어느 정도 지나야 낫는다.

위의 예에서 질병에서 회복되는 것을 증세를 완화시키는 약의 효력 때문으로 이해하는 사람들이 많을지 모르겠다. 여기에서 반드시 알아야 할 것이 있다. 질병에서 회복되는 것은 면역세포를 포함한 자연치유 기능이 회복된 때문이며, 증세를 완화시키는 약은 자연치유 기능의 회복에 별로 기여를 하지 못한다는 사실을.

세균에 감염되면 면역세포는 다양한 반응을 보이는데, 방어시스템이 성공하면 아무런 증세를 보이지 않지만, 부분적으로 성공하면 한 동안 증세를 보이다가 회복되며, 실패하면 사람이 죽는다. 면역반응은 감염으로부터 차단하기 위한 신속한 1단계 방어막으로 반사적 기침, 콧물, 위산, 피부와 같은 비특수 면역반응과 세균을 직접 죽이는 면역세포의 특수 면역반응으로 구분한다.

정신신경면역학에 따르면, 세균에 감염되거나 부상을 당하면 면역세포는 곧바로 이 사실을 뇌에 전달하고, 뇌에서는 세균과 싸우는 데 필요한 에너지 생산에 집중하기 위하여 긴급하지 않은 분야의 에너지 사용을 최소화하기 위한 심리적·행동적 변화, 즉 체온 상승, 간의 신진대사 변화, 음식과 음료 욕구 축소, 근심을 높이는 것 등을 면역세포에 주문하고, 면역세포는 이 신호를 받아 이러한 비특수 면역반응(질병반응이라고도 부른다)을 한다.

이처럼 질병에 걸렸을 때 나타나는 많은 증세들은 세균이 아닌 면역세포가 세균을 제거하기 위해 일으키는 자연치유의 과정으로 나타나는 반응인 경우가 많다. 이러한 증세는 면역세포가 열심히 일하는 신호이므로 약을 먹어 없애려 하지 말고, 이러한 면역 활동을 기다리며 도와주는 것이 빨리 자연치유하는 길이다.

질병에 걸렸을 때 증세는 질병의 본질이 아니므로 증세를 없애는 것을 목표로 하면 안 된다. 증세가 너무 불편하여 부득이하게 치료하는 경우에도 최종 목표는 질병의 원인을 제거하여 자연치유하는 데 두어야 한다. 생명스위치를 켜는 친생명적인 생활(63편 참조)로 자연치유 시스템을 회복하는 것이 모든 질병을 이기는 왕도임을 반드시 기억해야 한다.

(아시아경제신문 2017.10.20)

7

자연치유가 나를 살린다

현대의학으로 잘 치유되지 않는 불치병이나 난치병에 걸린 사람이 깊은 산 속에 들어가 어떤 약초를 먹고 나았다는 사례가 종종 알려지면서 자연치유에 대한 관심이 높아지고 있다. 그런데, 아프면 병원 치료를 받고, 약을 먹어야 낫는다는 고정관념을 가진 사람들은 약초에 들어 있는 어떤 성분 때문에 병이 나았다고 생각하기 쉽기 때문에 어떤 약초인지에 대해 관심을 가진다.

어떤 영양소의 부족으로 질병에 걸렸다면 그 영양소가 들어있는 음식을 먹으면 쉽게 나을 수 있겠지만, 자연치유는 이보다 훨씬 넓고 깊은 의미를 가지고 있다. 자연치유는 우리에게 생기는 수많은 문제들을 우리도 모르는 사이에 모두 찾아서 말끔히 해결해주는 고마운 존재임을 이해할 필요가 있다.

우리는 날마다 건강을 위협하는 수많은 위험에 노출된다. 사고를 당하여 곳곳에 상처가 나고, 무리한 운동이나 활동으로 몹시 지치기도 한다. 음식이나 호흡을 통해 독성물질과 세균이 수없이 몸 안에 들어오고, 세포마다 매일 수십만 개의 DNA가 손상을 입으며, 수천 개의 암세포가 매일 생겨난다.

이런 문제들은 끊임없이 건강을 위협하는데, 우리는 이들을 찾아서 해결하기는 고사하고 무슨 문제가 생기는지도 모르고 산다. 이런 문제를 아무도 모르고, 아무도 고민하지 않지만, 감사하게도 이런 일들은 우리도 모르는 사이에 감쪽같이 모두 해결되고 있으니, 바로 자연치유 덕분이다.

의학의 아버지라 불리는 히포크라테스는 2400년 전에 자연치유의 존재를 깨달았다. 우리 안에 있는 의사, 곧 자연치유력이 질병을 낫게 하는 가장 좋은 힘이라 생각하고, 우리는 이 자연치유력이 일을 잘 할 수 있도록 도와야 한다고 했다. 유전학의 발전 덕분에 히포크라테스가 이야기한 자연치유력이 세포 안에 유전자의 형태로 존재한다는 사실을 알게 되었다.

예를 들어 보자. 몸에 상처가 나면 피 속에 들어있는 혈소판과 적혈구가 뭉치고 여기에 섬유소 단백질이 더해져 혈전을 만들어 피를 멈추게 한다. 감기나 독감에 걸렸다가 하루 이틀 쉬는 사이에 나았거나 상한 음식을 먹고 장염에 걸렸다가 한두 끼 굶는 사이에 나았던 경험을 해 본 사람들이 많다. 암세포는 누구에게나 매일 생기지만 대부분의 사람들은 암에 걸리지 않는다.

이처럼 누구나 쉽게 경험할 수 있는 자연치유가 위협으로부터 항상 지켜주기 때문에 우리는 날마다 자연치유 되면서 건강하게 살 수 있다. 법과 제도와 같은 시스템에 의해 국가가 유지되는 것처럼 자연치유는 우리 몸을 지켜주는데, 우리는 그 사실을 깨닫지도 고마움을 느끼지도 못하고 살아간다.

자연치유는 저절로 되거나 의사의 도움으로 일어나지 않으며, 세포 안에 존재하는 프로그램인 유전자의 활동에 의해 일어난다. 우리는 누구나 자연치유 시스템을 가지고 태어나기 때문에 자연치유는 누구에게나 일어나며, 자연치유가 없다면 생존이 불가능하다. 나쁜 생활습관의 지속으로 유전자가 변질되어 자연치유 시스템이 정상적으로 작동하지 않을 때 우리는 질병에 걸린다.

감기의 예를 보자. 우리 몸에는 어떤 세균도 제압할 수 있는 면역세포인 백혈구가 있기 때문에 감기 바이러스가 몸 안에 들어오더라도 자동으로 감기에 걸리지는 않는다. 면역세포의 활동을 방해하는 잘못된 생활습관 때문에 면역력이 떨어질 때 비로소 감기에 걸린다.

감기에 걸리면 면역세포는 바이러스를 제거하기 위해 열심히 노력한다. 에너지를 바이러스 제거에 집중하기 위해 식욕을 떨어뜨리고, 기침이나 콧물을 통해 바이러스를 밖으로 재빨리 내보낸다. 체온을 상승시켜 바이러스와 싸우기 위한 유리한 조건을 만든다. 이렇게 하여 면역세포가 바이러스를 모두 제거할 때 감기는 낫게 되는데 이것이 자연치유다.

암은 어떤가? 암세포는 외부에서 들어온 세균도 물질도 아니며, 나의 잘못된 생활습관으로 정상세포가 변질된 조폭과 같은 존재다. 통상 하루 수천 개 생기지만, 발암물질에 노출되거나 나쁜 생활습관이 지속되면 더 많이 생긴다. 그렇지만, 면역세포인 T세포와 NK세포가 암세포를 잘 죽이면 암 환자가 되지 않으며, 환자가 되어도 면역력이 회복되면 부작용 없이 자연치유된다.

질병으로부터 자유로운 건강한 삶을 살기 위해서는 히포크라테스의 말대로 자연치유력이 일을 잘할 수 있도록 도와야 한다. 잘못된 생활습관을 개선하여 자연치유 시스템을 회복·유지하는 것만이 질병을 예방하고 치유하는 최상의 길임을 명심하자.

(KB자산운용 사보 2017.7)

8
질병의 선물, 기회

2014년 우리나라 사람들의 사망원인 1위는 암, 2위는 심장혈관 질환, 3위는 뇌혈관 질환, 4위는 자살, 5위는 폐렴, 6위는 당뇨병, 7위는 만성 하기도 질환, 8위는 간 질환, 9위는 운수사고, 10위는 고혈압성 질환이라고 한다.[1] 한편, 세계보건기구(WHO)는 인류의 사망원인 가운데 60%이상이 비감염성 질환(noncommunicable diseases; NCD) 또는 만성질환(chronic diseases)이라고 하며, 회원국들에게 생활습관의 개선을 위해 적극 노력할 것을 주문하고 있다.

우리나라의 10대 사망원인을 WHO 기준으로 분류하면, 자살과 폐렴, 운수사고를 제외한 나머지는 모두 생활습관병이고, 폐렴은 감염성 질환이지만 면역력이 약한 사람이 걸리며, 약한 면역력도 생활습관에서 오기 때문에 자살과 사고로 인한 사망을 제외하고는 대부분 생활습관병으로 죽는다고 해도 무방할 것 같다.

생활습관병은 왜 걸릴까? 생활습관병은 대체로 병원체와 무관하

---

1) 통계청, 2014년 사망원인 통계, p.5

기 때문에 사람들과의 접촉에 의해 전염되지 않으며, 잘못된 생활습관에 기인해서, 다시 말하면 건강법칙을 어겨서 생기는 질병이다.

종전에는 나이 들어 걸리는 경우가 많아 성인병이라 불렀으나, 최근에는 잘못된 생활습관에 의해 젊은 사람들은 물론 소아의 경우에도 발병하고 있어 생활습관병으로 바꾸어 부르게 되었다. 일반적으로 발병하기까지 긴 시간이 소요되며, 진행이 느리기 때문에 질병의 원인이 잘못된 생활습관이란 것을 깨닫지 못하기 쉽다.

잘못된 생활습관 때문에 질병에 걸린다는 말은 질병에 걸린 이유가 재수 없어서도 남의 탓도 아니고, 자신에게 있다는 것을 의미한다. 이것은 도덕적으로 죄를 짓는 것과는 다르며, 자신의 의도와 관계없이 자신의 몸과 마음에 해로운 행동을 하는 것을 의미한다. 예를 들면, 휘발유를 사용하도록 만들어져 있는 자동차에 경유나 등유를 주유하는 것과 같다.

인간의 세포는 23쌍의 염색체 안에 30억 쌍의 염기로 만들어져 있는데, 이 가운데 2% 가량은 단백질의 생성에 관여하는 25,000개 정도의 유전자를 구성하여 몸 구성 및 생리적 기능 유지 역할을 하며, 이 유전자가 정상적으로 작동되지 않을 때 질병이 생긴다고 한다. 지난 2003년 4월에 발표된 유전자지도는 각종 질병별로 어느 염색체, 어느 위치의 유전자가 변질되었는지를 보여준다.

유전자를 구성하지 않는, 나머지 98%를 차지하는 DNA는 종전에는 별다른 기능이 발견되지 않아 '정크(쓰레기) DNA'로 불렸으나, 지난 2012년 9월, 유전자에 영향을 미쳐 각종 질병에 결정적 역할을 하는 것으로 밝혀져 그 이름이 '스위치 DNA'로 바뀌게 되었다. 이 스위치 DNA의 역할이 밝혀짐에 따라 생활습관이 질병의 원인으로 작용하는 과정을 좀 더 잘 이해할 수 있게 된 것이다.

스위치 DNA가 구체적으로 유전자에 어떻게 영향을 주는지에 대해서는 후성유전학(epigenetics)의 발전으로 밝혀지겠지만, 잘못된 생활습관이 스위치 DNA를 통하여 유전자에 나쁜 영향을 주어 질병을 일으키는 과정을 이해한다면, 어떤 질병에 걸렸을 때야말로 질병의 원인이 나쁜 생활습관을 가지고 있는 나에게 있음을 깨닫고 개선할 수 있는 절호의 기회임에 틀림없다.

(아시아경제TV 16.8.15)

2 장

암의 예방과 치유

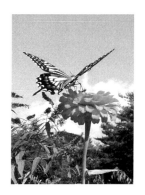

9

우리는 암을 얼마나 알고 있을까

암에 걸렸다가 암을 좋아하게 되고 암에 걸렸음을 감사하며 사는 사람이 있을까? 있다. 암에 걸려 죽음의 문턱에서 암의 원인을 깨닫고 생활을 바꿔 암은 물론, 다른 질병도 낫고, 덤으로 가족들의 건강까지 얻은 사람들에게 암은 축복이며, 감사의 대상이다. 그렇지만, 대부분의 사람들에게 암은 공포와 미움의 대상이며, 내가 살기 위하여 반드시 죽여 없애야 할 적이다.

현대의학은 암세포를 적으로 여기고, 암을 치료하기 위하여 암세포를 죽이는 방법을 끊임없이 개발하여 왔다. 첨단 기술을 이용한 암 수술과 각종 항암제의 개발, 다양한 방사선 치료법의 발전으로 암세포를 죽이는 데는 상당한 성과를 거두었다. 암세포를 잘 죽이면 암은 나아야 할 텐데, 왜 암은 여전히 잘 낫지 않고, 암으로 고통 받으며 죽어가는 사람들은 좀처럼 줄어들지 않을까?

우리 몸에서는 하루 수천 개의 암세포가 생기지만, 면역세포인 백혈구가 이들을 모두 죽이기 때문에 우리는 암에 걸리지 않는다.

면역세포가 암세포를 죽이는 역할을 다하지 못할 때 우리는 암환자가 된다. 병원에서 암세포를 죽여도 암이 잘 낫지 않는 이유를 이해하기 위해서는 정상세포의 분열과 죽음, 그리고 암세포와 정상세포의 차이에 대한 정확한 이해가 필요하다.

우리 몸의 세포들은 포도당이나 지방산과 같은 영양소를 태워 만들어지는 에너지를 이용하여 각자의 역할을 수행하고, 손상되거나 수명이 다할 때 죽는다. 죽어서 손실되는 세포와 성장에 필요한 세포는 세포의 분열을 통해 공급받는다. 분열할 필요가 없는 세포는 분열하지 않지만, 분열이 필요한 세포는 지속적으로 분열하여 똑같은 모양의 두 개의 새로운 세포를 끊임없이 만들어낸다.

세포의 분열과 죽음 과정에는 신비스러운 시스템이 숨어있다. 세포분열 과정의 여러 곳에 세포분열주기 체크포인트라 부르는 분열통제 장치가 있어서 건강한 세포만 필요한 만큼 만들어낸다.[1] 수명이 다하여 늙은 세포나 불필요한 세포, 손상된 세포는 프로그램으로 만들어져 있는 '자멸사(自滅死, apoptosis)'의 방법으로 스스로 죽으며, 다른 세포에 해를 끼치는 어떤 흔적도 남기지 않는다.[2]

세포가 분열할 때 건강한 세포만을 필요한 만큼 만들 수 있도록 통제하고, 정상적으로 기능하지 못하는 세포는 스스로 죽는 자멸 프로그램은 건강을 유지하는 데 결정적인 역할을 하는 고마운 시

---

1) Wikipedia, Cell growth

2) Wikipedia, Apoptosis

스템이다. 이 시스템에 이상이 생겨 분열통제와 자멸사가 정상작동을 하지 않으면 세포가 끊임없이 증식하여 덩어리인 종양이 되고 좀처럼 스스로 죽지 않게 되는데, 이것이 바로 암이다.

우리가 세포에 대하여 반드시 기억해야 할 일이 있다. 세포분열 주기 체크포인트와 자멸사의 예에서 보듯이 모든 세포는 자신의 역할을 잘 수행할 수 있도록 유전자의 형태로 완벽하게 설계되어 있다. 이 시스템을 잘 유지하여 건강하게 살기 위해서는 세포들이 살아가기 좋은 환경을 제공해야 하는데, 그것이 세포들의 주인인 우리의 몫이며, 이를 망가뜨리면 암세포가 생기는 것이다.

암세포가 성장하여 암환자가 되는 과정에는 발암물질과 세포의 환경, 그리고 면역세포가 결정적인 역할을 한다. 정상세포를 암세포로 변질시키는 발암물질에 많이 노출되고 세포의 환경이 나쁠수록 암세포는 많이 생기며, 암세포가 많이 생기고 면역세포의 환경이 나쁠수록 암환자가 될 가능성은 높아진다.

암을 예방하고 걸린 암을 자연치유하기 위해서는 발암물질을 차단하고, 암세포의 발생·성장 환경과 면역세포의 활동환경을 개선하여야 하는 이유가 바로 여기에 있다.

(아시아경제신문 2018.3.2)

10

반드시 암 예방을 선택해야 하는 이유

세계보건기구(WHO)에 따르면 매년 전 세계 사망자의 31.0%인 1,750만 명이 각종 혈관질환으로, 14.5%인 820만 명이 암으로 죽는다.[1] 이 둘을 더하면 거의 반에 가까운 45.5%의 사람들이 각종 혈관질환과 암으로 죽는 셈이다. 우리나라는 2016년 이 두 질환 사망자가 48.6%로 더 높으며, 암 사망자가 27.8%를 차지하여 혈관질환 사망자 20.8%보다 훨씬 높은 점이 다르다.[2]

암은 인류에게 엄청난 두려움을 주는 질병이다. 사망자가 많기도 하지만, 발병하면 좀처럼 낫지 않고, 투병하는 동안 고통이 심하여 삶의 질이 매우 낮으며, 많은 사람이 고통과 함께 죽어가고, 치료비용도 많이 든다. WHO는 물론, 각 나라에서 암의 예방과 치료를 위한 노력이 지속되고 있지만, 성과 면에서는 대단히 미흡한데, 항암제 매출은 제약시장에서 점유율 1위를 차지하고 있다.[3]

---

1) 세계보건기구(World Health Organization), News, Fact sheets, Top 10 causes of death
2) 통계청, 2016년 사망원인 통계(2017.9.21. 보도자료), p.7
3) 신유원, 보건산업브리프 Vol.191(2015.8.24.), 2014년 글로벌 제약시장 주요 동향, p.191

국립암센터에 따르면 암의 진단과 치료 기술의 발전으로 우리나라 전체 암의 5년 생존율은 '93년~'95년 41.2%에서 '10~'14년 70.3%로, 폐암은 같은 기간 11.3%에서 25.1%로, 간암은 10.7%에서 32.8%로 높아졌다고 하는데[4], 이런 말을 근거로 암이 완치된다고 믿고 암에 걸리는 것을 전혀 걱정하지 않거나 암에 걸렸을 때 치료기술을 믿고 두려워하지 않는 사람이 몇이나 있을까?

암에 걸리면 수명과 삶의 질에서 큰 차이가 난다. 암 사망의 측면에서는 암 사망자의 비율이 높은 것과 함께 조기 사망자가 많은 것이 문제다. 2016년 연령별 사망원인을 보면 암은 10대와 20대에서 자살과 운수사고에 이어 3위를, 30대에서 자살에 이어 2위를, 40대 이후에는 모두 1위를 차지하고 있다. 60세 미만 조기사망자의 32.1%, 50세 미만 조기사망자의 24.6%가 암 사망자였다.[5]

암에 걸렸을 때 삶의 질의 차이에 대해서는 많은 사람들이 직·간접 경험으로 잘 알고 있다. 투병과정에서 받는 고통이 낫는 과정이라면 힘들어도 참고 견딜 가치와 의미가 있겠지만, 이러한 고통이 죽어가는 과정이 아니라 나아가는 과정이라고 믿는 사람이 얼마나 있을까? 암 환자의 낮은 삶의 질은 암 조기 사망과 함께 암에 걸리지 말아야 할 중요한 이유다.

암에 걸리지 말아야 한다는 것은 암을 예방해야 한다는 뜻이다.

---

4) 보건복지부, 암발생 4년 연속 감소, 암 생존율은 높아져(2017.12.20 보도자료)

5) 통계청, 국가통계포털(KOSIS) 자료

국립암센터는 우리 국민이 기대수명인 82세까지 살 때 암에 걸릴 확률을 35.3%로 추정하는데, 이것은 사람들이 현재처럼 살면 세 사람 가운데 한 사람의 비율로 암에 걸린다는 뜻이다. 새로 발견된 암 환자가 1997년 10만 명에서 2010년 20만 7천명, 2014년 21만 7천명으로 증가하고 있어 이 비율은 더 높아질 지도 모른다.

암 예방을 선택해야 하는 이유는 명확하다. 특별한 노력을 하지 않아도 암에 걸리지 않을 확률 64.7%가 걸릴 확률보다 두 배쯤 높으니, 걸리지 않을 것으로 기대하고 살면서 조기 검진을 받아 혹시 발견되면 치료받으면 된다는 생각은 너무나 안이한 생각이다. 암에 걸릴 확률이 1/3이나 되고, 걸렸을 때의 엄청난 위험과 비용을 감안한다면, 적극적인 노력으로 이 확률을 낮추어야 한다.

WHO는 주요 암 위험인자로 흡연과 알콜, 건강하지 않은 식사, 육체적 비활동, 세균 감염, 환경 오염, 발암물질 노출 등을 꼽으면서 이들을 개선하면 적어도 1/3의 암은 예방할 수 있다고 한다.[6] 국립암센터도 국민 암 예방 수칙으로 금연과 금주, 건강한 식사 등 열 가지를 제시하며 권장하고 있다.

(아시아경제신문 2018.2.23)

6) 세계보건기구(World Health Organization), Fact sheets, Cancer, Risk factors for cancers

11
암을 예방한다는 의미

 암을 예방한다는 것은 암에 걸리지 않도록 미리 대비하는 것을 뜻한다. 기대수명인 82세까지 살 때 암에 걸릴 확률이 35.3%이니 죽을 때까지 암에 걸리지 않는 64.7%에 속하도록 대비한다는 뜻이 된다. 확률로만 보면 암에 걸리는 1/3과 걸리지 않는 2/3의 차이는 별거 아니라고 생각할 수도 있지만, 걸렸을 때 조기사망이나 고통스러운 죽음을 생각하면 예방의 가치는 매우 크다.

 암에 걸리는 35.3%의 사람들을 암에 걸리는 연령별 구성비로 보면 2015년 기준으로 50세 이전이 20.9%, 50대가 21.8%, 60대가 22.9%, 70세 이후가 34.5%였다.[1] 암에 걸리는 35.3%의 대부분인 27.8%p는 암으로 죽는데, 암으로 죽은 사람들을 연령별로 보면 70세 이전에 죽은 사람이 42.7%였으며, 이 가운데 50세 이전 사망자가 7.6%, 60세 이전 사망자가 22%였다.

 현재 알려져 있는 암 예방법의 효과는 세계보건기구(WHO)의 설

---

1) 통계청, 국가통계포털(KOSIS) 자료

명과 사례연구 결과를 보면 상당히 높다. WHO는 주요 암 위험인자를 개선하면 1/3이상의 암을 예방할 수 있다고 하며[2], 미국 하버드 대학교의 한 연구에 따르면 암 위험인자가 낮은 그룹에 속한 집단은 그렇지 않은 집단에 비하여 암 발병률이 63%가 낮았고, 암 사망자의 67%를 피하거나 늦출 수 있었다.[3]

암을 예방하는 것은 주사 한두 번 맞으면 해결되는 세균성 질환의 예방접종과는 다르다. 외부에서 세균이 들어오면 면역세포는 이를 공격하여 파괴하고, 항체를 만들어 같은 세균이 다시 들어올 때 쉽게 파괴할 수 있기 때문에 세균에 대비한 예방은 간단하고 쉽다. 암의 예방을 이해하기 위해서는 세균이 아닌 발암물질이 우리 몸에 들어올 때 우리 몸이 대응하는 시스템을 이해하여야 한다.

몸에 들어오는 발암물질은 세포의 유전자에 돌연변이를 일으키는데, 건강한 세포만 필요한 만큼 만들도록 통제하는 유전자와 손상된 세포가 스스로 죽는 자멸사 유전자가 변질되면 정상세포는 암세포가 된다. 돌연변이로 변질된 유전자의 일부는 수리되어 정상으로 복구되며, 손상된 세포의 일부는 자멸사 유전자에 의해 스스로 죽고, 일부 세포는 유전자가 변질된 채 살아남는데, 이들이 암세포다. 이렇게 생기는 암세포는 면역세포에 의해 대부분 죽임을 당한다.

---

2) 세계보건기구(World Health Organization), Fact sheets, Cancer, Reducing the cancer burden

3) Harvard Medical School, Harvard Health Publishing, Cancer and diet: What's the connection?, Cancer prevention is often a matter of lifestyle

발암물질에 많이 노출될수록 세포의 유전자에 돌연변이를 많이 일으키기 때문에 암세포는 많이 생긴다. 세포의 환경이 나쁠수록 세포가 정상적으로 기능을 하지 못하므로 건강하지 않은 세포가 만들어지고, 세포의 복구와 손상된 세포의 자멸이 어려워지므로 암세포는 많이 생긴다. 면역세포의 환경이 나쁠수록 생기는 암세포를 잘 죽이지 못하므로 암세포는 늘어난다.

발암물질이 몸에 들어올 때 우리 몸의 대응시스템을 알면 암을 예방하는 길은 쉽게 알 수 있다. 발암물질을 차단하거나 대폭 줄이고, 면역세포를 포함한 내 몸의 세포가 살아가기 좋은 환경을 유지하면 예방이 될 가능성은 높아진다.

암을 예방하는 두 방법은 어느 하나로는 완벽하지 않으며, 효과가 제한적이기 때문에 두 방법을 동시에 실천하여야 효과를 극대화할 수 있다. 발암물질은 완벽하게 파악되어 있지 않으며, 파악되어 있는 물질도 100% 완전히 차단하기는 불가능하므로 어느 정도 노출되는 것은 불가피하고, 세포의 환경이나 면역력, 살아가는 취향도 사람마다 천차만별이어서 완벽하기 어렵기 때문이다.

발암물질과 관련한 연구들은 수많은 발암물질을 찾아내 암 예방에 필요한 중요한 정보를 끊임없이 제공하고 있다. WHO 산하 국제암연구소(IARC)는 120종류의 확실한 발암물질을 1그룹으로, 개연성이 있거나 가능성이 있는 발암물질을 2그룹으로 분류하여 만든

목록을 수시로 업데이트한다.[4] WHO와 각국의 암 연구기관, 우리 보건복지부와 국립암센터도 유사한 정보를 제공하고 있다.

발암물질과 관련한 정보는 공신력을 가지고 있는 연구기관들이 제공하고 있어 신뢰도에 큰 문제가 없으므로 이들을 차단하려는 노력만 뒷받침되면 상당 수준으로 줄일 수 있다. 반면에 면역세포를 포함한 우리 몸의 세포가 살아가는 환경에 관한 정보는 검증되지 않은 수많은 정보와 혼재되어 있어 진위를 가리기가 쉽지 않다. 정보의 정확성을 판단할 수 있는 지혜가 필요한 이유다.

암은 한 번 걸리면 육체적·정신적·물질적·영적 비용이 매우 큰 만큼 반드시 예방하여야 하지만, 예방하는 길은 한 번의 조치로 가능하지 않으며, 평생 동안 노력해야 하는 쉽지 않은 길이다. 예방하려는 노력이 멈추는 순간부터 암세포는 자라기 시작하므로 발암물질을 차단하고, 면역세포를 포함한 모든 세포의 환경을 최상으로 유지하는 습관을 생활화할 때 비로소 가능한 일이다.

(KB자산운용 사보 2018.3)

---

4) 국제암연구소(International Agency for Research on Cancer (IARC)), List of Carcinogens, Agents Classified by the IARC Monographs, Volumes 1-120

12

전문기관의 암 예방 식사법

모든 질병에 있어 치료보다 예방이 더 좋은 결과를 가져온다는 사실은 누구나 잘 안다. 아프기 전에는 예방에 관심이 없다가 아프면 치료에 매달리는 게 많은 이들의 속성이다. 암의 경우는 너무 많은 사람이 걸리고, 치료 성과가 기대에 훨씬 못 미치기 때문에 예방이 더욱 절실하다(10편 참조).

암 예방을 위해서는 발암물질(16편 참조)에의 노출을 줄이고, '암 도우미(18편 참조)'의 생활을 버리며, '생명 도우미(19편 참조)'의 삶을 생활화하여야 하는데, 기관별 표현에는 다소 차이가 있다.

세계보건기구(WHO)는 암의 30-50%는 예방이 가능하기 때문에 암을 통제하는 가장 효율적인 장기 전략은 예방이며, 국가 정책은 암 위험요소를 줄이고 건강한 생활습관을 받아들이도록 국민들에게 필요한 정보를 제공하는 데에 집중하여야 한다고 말한다. 암 위험 요소로는 ①직간접 흡연, ②육체적 비활동, 건강하지 않은 식사, 비만과 과체중, ③알콜, ④세균 감염, ⑤환경 오염, ⑥직업적 발암물질, ⑦방사선을 들고 있다.

우리 보건복지부와 국립암센터는 암 예방 10대 수칙으로 ①직간접 금연, ②채소와 과일 충분히 먹고 균형 잡힌 식사, ③짠 음식과 탄 음식 먹지 않기, ④하루 한두 잔의 소량 음주도 피하기, ⑤충분한 운동, ⑥건강 체중 유지, ⑦예방 접종, ⑧안전한 성생활, ⑨작업장에서 안전 보건 수칙 지키기, ⑩암 조기 검진을 들고 있다.

세계보건기구와 국립암센터의 암 예방법은 건강한 식사에 대해 구체적이지 못한 반면, 세계암연구기금(WCRF)과 미국암연구소(AICR)의 암 예방법은 ①건강한 체중 유지, ②충분한 육체적 활동, ③통곡식과 채소, 과일, 콩 먹기, ④패스트 푸드의 제한, ⑤붉은 고기와 가공육 제한, ⑥설탕 음료의 제한, ⑦알콜 소비의 제한, ⑧영양제 의존 지양, ⑨모유 수유, ⑩암에 걸렸을 때도 예방법을 실천하라는데, 다른 예방법보다 식사에 대해 훨씬 구체적이다.

WCRF와 AICR의 암 예방법은 체지방이 많으면 많은 암을 일으킨다는 전제에서 출발하여 건강한 체중 유지를 암 예방법의 첫 번째로 꼽으며, 나이 들어 체중이 느는 것을 경계한다. 건강한 체중을 유지하기 위해 ①육체적으로 활동적이어야 하며, ②통곡식과 채소, 과일, 콩을 많이 먹고, ③동물성 지방과 설탕이 많이 들어 있는 패스트 푸드와 가공식품을 제한하며, ④설탕 음료를 제한하라고 하여 암 예방법의 많은 부분을 차지하고 있다.

식물성 음식은 암으로부터 몸을 보호하는 기능이 강하기 때문에 가공되지 않은 통곡식과 식이섬유, 채소, 과일을 많이 먹을 것을 추천한다. 비만의 원인이 되어 암 위험을 높이는 햄버거, 튀긴 닭고기, 감자튀김과 같은 패스트 푸드, 설탕이 첨가된 음료의 소비를 제한하며, 포유 동물의 고기인 붉은 고기의 소비를 줄이고, 햄, 베이컨, 소시지와 같은 가공육은 거의 먹지 말라고 한다.

모든 알콜은 종류에 관계없이 소량의 음주도 암 위험을 증가시키기 때문에 암 예방을 위해서는 전혀 마시지 않는 것이 최선이라고 하는데, 우리 보건복지부와 국립암센터도 같은 입장을 가지고 있다. 영양제(특히 과다 복용)는 암 예방 수단으로 추천하지 않으며, 필요한 영양소는 모두 음식으로 섭취할 것을 권한다.

모유 수유는 엄마와 아기 모두에게 유익한 점을 강조한다. 산모의 유방암과 2형 당뇨병 위험을 낮추고, 아기의 면역시스템의 발전을 도와주며, 아기를 감염으로부터 보호하고, 아기의 비만을 예방하여 암에 걸리는 위험은 물론, 천식, 2형 당뇨병의 위험도 낮춘다고 한다.

(아시아경제신문 2018.8.17)

13

암을 이기는 면역세포

최근 국립암센터 발표에 따르면 2012년 이후 우리나라의 암 발생률은 매년 6.1%씩 감소하고 있으며, 인구 10만 명당 253.8명으로 경제협력개발기구(OECD) 평균 270.3명보다 낮다. 또한 암환자의 5년 생존율은 10년 전보다 16.7%p 높아진 70.7%이며, 위암, 대장암, 간암, 자궁경부암의 5년 생존율은 미국보다도 10%p 이상 높다. 우리나라의 암 관리와 치료는 상당히 잘하는 것처럼 보인다.[1] 과연 그럴까?

OECD에 따르면 우리나라의 2012년 인구 10만 명당 암 발생률은 307.8명으로 OECD 평균 270.5명보다 훨씬 높으며, 34개 회원국 중 일곱 번째로 높다.[2] 국립암센터는 우리 국민이 기대수명(82세)까지 생존할 경우 암에 걸릴 확률은 35.3%이며, 남자는 37.9%로 5명 중 2명, 여자는 32.0%로 3명 중 1명에서 암이 발생할 것으로 추정하고 있어 누구에게나 암은 남의 이야기가 아니다.

---

1) 보건복지부, 암발생 4년 연속 감소, 암 생존율은 높아져(2017.12.20 보도자료)

2) OECD iLibrary, Cancer incidence

2016년 우리나라의 암 사망자는 전체 사망자의 27.8%로 변함없이 사망원인 1위를 차지하고 있으며, 각종 혈관질환 사망자 20.8%보다 훨씬 높다.[3] 미국은 암 사망자와 혈관질환 사망자가 각각 22.5%와 23.4%이고,[4] EU 28개국 평균은 26.1%와 37.2%로 암 사망자의 비율이 우리보다 낮으며, 암은 사망원인 1위도 아니다.[5] 우리나라는 암 발생도 사망자도 미국이나 유럽 국가들보다 훨씬 많다.

조기 사망 기준으로는 암 사망률이 더 높다. 암은 꾸준히 40대와 50대, 60대의 사망 원인 1위를 차지하고 있고, 2016년 70세 미만 사망자의 37%, 60세 미만 사망자의 32.1%가 암 사망자였다.[6] 이런 상황에서 어떤 암에 걸렸을 때 5년 생존율이 몇% 높아졌거나 암환자의 평균 생존기간이 몇 년 길어졌다는 사실만으로 암을 정복하였다고 볼 수는 없으며, 그리 자랑할 만한 일도 아니다.

우리 국민들의 평생 암에 걸릴 확률이 1/3쯤 되는 상황에서 암에 걸렸을 때 지금 수준의 치료성과에 만족하며, 암 정복이 가까워졌다고 믿는 국민들은 많지 않을 것이다. 우리가 지금처럼 살면서 현재 추세대로 암에 걸리고, 고생하다 죽기를 원하지 않는다면, 만족할 만한 답은 예방과 자연치유에서 찾아야 한다.

---

3) 통계청, 2016년 사망원인 통계(2017.9.21. 보도자료), p.7

4) 미국 보건복지부 질병관리센터(U.S. Department of Health & Human Services, Centers for Disease Control and Prevention), Fast stats, Leading causes of death

5) Eurostat, Data, Cause of death

6) 통계청, KOSIS 통계표 자료

암환자가 되는 과정에는 세 가지 요소가 결정적인 역할을 한다. 첫째는 정상세포를 암세포로 변하게 하는 발암물질이고, 둘째는 암세포의 성장을 도와주는 환경이며, 셋째는 암세포를 죽이는 면역세포다. 발암물질을 차단하고, 암세포의 성장 환경을 개선하며, 면역세포가 암세포를 잘 죽일 수 있도록 살면 당연히 암은 예방되고, 걸린 암도 낫는데 이것이 자연치유다.

면역세포인 백혈구는 인식과 공격의 두 단계로 어떤 세균이나 암세포도 죽일 수 있는 능력을 가지고 있기 때문에 강한 면역력, 즉 정확한 세균과 암세포 인식능력과 강한 공격력을 유지하는 한 어떤 세균이나 암세포도 면역세포를 이길 수 없다. 면역력이 강한 사람들은 감기나 독감을 비롯한 어떤 세균성 질환이나 암에 잘 걸리지 않으며, 어쩌다 걸려도 증상이 가볍고 쉽게 낫는다.

반면에 세균성 질환이나 암에 잘 걸리고 심하게 앓으며 잘 낫지 않는 사람들은 면역력이 약한 사람들, 즉 각종 세균이나 암으로부터 몸을 보호해야 할 면역세포가 세균이나 암세포를 정상세포로 잘못 인식하여 공격하지 않거나 공격력이 약하여 세균이나 암세포를 제대로 죽이지 못하는 사람들이다.

아직까지 암 치료가 큰 성과를 거두지 못하는 것은 면역세포를 대신하여 암세포를 죽이는, 항암제나 방사선과 같은 치료방법이 면역력을 떨어뜨리는 치명적인 약점을 가지고 있기 때문이다. 암세포를 죽이는 데는 어느 정도 성공했지만, 그나마 약해진 면역세포와 면역세포를 생산하는 골수조직을 심각하게 손상시켜 빈대 잡으려 초가삼간을 태우는 결과를 가져왔기 때문이다.

강한 면역력을 유지하기 위해서는 어떻게 해야 할까? 막강한 군대도 좋은 환경에서 방위력을 유지할 수 있듯이 면역세포가 좋아하는 환경을 유지하는 것이 중요하다. 인간은 세포에 존재하는 25,000개의 유전자들이 정상적으로 작동이 될 때 건강하게 살 수 있는데, 여기에는 스위치역할을 하는 수많은 DNA들이 관여한다. 생명스위치라 부를 수 있는 이러한 스위치들을 켜는 생활, 즉 친생명적 생활이 바로 면역세포가 좋아하는 환경이다.

생명스위치를 켜는 친생명적 생활을 잘 포현하는 단어로 뉴스타트(NEWSTART)가 있다. N은 건강식(Nutrition)을 의미하고, E는 운동(Exercise), W는 물(Water), S는 햇빛(Sunlight), T는 절제(Temperance), A는 공기(Air), R은 휴식(Rest), 마지막 T는 신뢰(Trust)를 의미하며, 여기에 사랑이 더해지는 것이 뉴스타트의 핵심이다.

뉴스타트 생활을 기본으로 하여 면역력을 떨어뜨리는 원인으로 알려진 면역억제제, 스테로이드, 항암제와 방사선, 중금속이나 살충제, 환경 독성물질, 흡연이나 알콜과 같은 약물의 사용, 직·간접적으로 면역력을 떨어뜨리는 질병, 영양실조 등을 차단하면 강한 면역력을 유지하는 데에 어려움이 없을 것이다.

(KB자산운용 사보 2018.1)

14
암치료의 아쉬운 현실

　사람들은 자신이 암에 걸렸음을 알게 되면 제일 먼저 무엇을 생각할까? 나을 수 있을지, 얼마나 더 살 수 있을지, 어느 병원, 어떤 의사를 찾아가야 할지, 이런 것들이 대부분일 것이다. 암의 원인을 찾아 이를 제거하여 나으려는 사람은 찾기 어렵다. 운 좋게 소문난 명의를 만나도 암의 원인에 대해서 관심이 없기는 마찬가지다. 온갖 검사를 통해 암의 진행 상태를 파악하고, 암을 없애기 위해 심혈을 기울일 뿐이다.

　대부분의 암 치료는 암세포의 제거에 집중한다. 할 수만 있으면 수술하고, 수술이 어려우면 약물이든 방사선이든 갖은 방법으로 암세포를 죽이려 한다.

　많은 사람들이 선호하는 수술은 절제 부위가 작아 기능에 큰 문제가 없거나 간처럼 재생이 잘 되는 경우에는 다행스러우나, 어떤 장기를 통째로 제거하는 경우에는 어떤 방법으로든 없어진 장기의 기능을 보완해 주어야 하기 때문에 부작용이 크다.

현대의학은 수많은 약물이나 방법들을 개발하여 암세포를 죽이는 데는 어느 정도 성과를 거두었는데, 정작 암은 낫지 않고, 그 부작용으로 죽는 사람이 많아지는 현실을 어떻게 설명할 수 있을까?

　암세포를 직접 죽이려는 치료법은 많은 부작용을 감수해야 한다. 어떤 치료로도 암세포를 완전히 없애기는 쉽지 않다. 항암제를 사용했을 때 4주 뒤에 암이 줄어드는 경우의 비율을 유효율이라 하는데, 보통 30%를 넘는 경우가 드물다. 설령 다 죽인다 하더라도 암세포는 매일 생기기 때문에 면역력이 회복되지 않으면 언제든지 재발할 수 있다.

　두 번째 부작용은 정상세포를 죽인다는 점이다. 오랫동안 항암제를 사용하면 내성이 생겨 암세포는 잘 죽지 않는 반면, 부작용으로 죽는 정상세포는 점점 많아져 오히려 죽음을 앞당기며, 특히 면역력이 급격히 떨어져 암세포의 성장은 빨라지고, 세균에 노출되면 폐렴이나 패혈증으로 죽게 된다.

　세 번째 부작용은 치료과정에서 나타나는 삶의 질 저하와 치료에 소요되는 막대한 비용이다. 항암치료나 방사선치료로 인한 고통이 얼마나 심한지는 직간접 경험을 통해서 너무나 많은 사람들이 잘 알고 있다.

　일본에서 100만 부가 팔린 "의사에게 살해당하지 않는 47가지 방법"의 저자 곤도 마코트는 왜 "암은 방치하는 것이 최선의 처방이다"고 했을까 생각해 보자.

요즘의 암 치료는 잘못된 통치로 생긴 조폭이나 공산군을 무력으로 토벌하려다 실패하고 나라가 망하는 것을 생각하게 한다. 중국이나 베트남의 공산군은 처음에는 세력이 미미하였으나, 심한 부정부패로 국민들이 정부에 등을 돌리자 막강한 군사력으로도 이기지 못하고, 결국은 나라가 공산화되었다. 잘못된 통치로 조폭이나 공산군이 성장할 때 무력 토벌이 성공하기 어려운 점은 암 치료에도 마찬가지다.

암세포는 외부에서 들어 온 적이 아니고, 원래 내 몸의 정상적인 세포였다. 생명스위치를 끄는, 나의 잘못된 생활 때문에 나쁘게 변질되어 원래의 기능은 하지 않고 주위에서 영양분을 빼앗아 무한 증식하는, 조폭과 같은 존재가 암이다. 암세포는 면역세포가 아무 부작용 없이 죽이는데, 이러한 기능에 문제가 생길 때 우리는 암환자가 된다. 이 때라도 생명스위치를 켜는 생활로 돌아가 면역력을 회복시켜야 암을 치유할 수 있다.

(아시아경제TV 2016.9.2)

15

암세포와 면역세포의 힘겨루기

암세포는 만들어지는 순간부터 본래의 기능은 하지 않으면서 주위에서 영양분을 빼앗아 무한증식하는 조폭과 같은 존재인데, 태어나는 순간부터 면역세포와의 싸움이 시작된다. 암세포는 매일 만들어지지만 면역세포인 T세포와 NK세포가 정상적으로 활동하는 동안에는 거의 소멸되므로 암환자가 되지 않는다.

그러다가 어떤 이유로 면역세포가 정상적인 활동을 하지 못하는 순간부터 암세포는 성장하는데, 5년 내지 10년 정도 지나면 10억 개 정도로 늘어나며 길이가 1cm, 무게가 1g정도 되는 것으로 알려져 있다. 검진기술의 발전으로 이때쯤 발견되기도 하지만, 훨씬 커진 뒤 몸에 이상을 느껴 정밀검사로 발견되는 경우가 일반적이다.

사람들은 한 번 암에 걸리면 암세포가 계속 커지는 것으로 생각하지만, 사실은 그렇지 않다. 면역력이 암세포보다 약해지면 암은 커지고, 면역력이 암세포보다 강해지면 암은 작아지기 때문에 면역력의 강약에 따라 암세포는 계속 커질 수도 있고, 작아져서 소멸

될 수도 있다. 면역력은 우리의 생활에 따라 수시로 변하기 때문에 암세포는 커지다가 작아지기를 반복할 수도 있으며, 두 힘이 균형을 이루면 암세포의 성장이 멈추기도 한다.

면역력이 암세포를 완전히 제거할 정도로 강하지도 못하고, 암세포가 성장하거나 다른 부위로 전이되는 것을 용인할 정도로 약하지도 않아서 암세포와 면역세포가 공존하는 상태를 암-면역 균형(cancer-immune equilibrium)이라 한다. 이러한 균형 상태가 오래 지속되면 암세포가 몸에 있는 상태에서 아무런 불편 없이 장수도 가능하며, 암 환자가 다른 이유로 죽은 다음에 암 환자였음이 밝혀질 수도 있다.

암세포와 면역력의 관계를 이해하면 암에 걸렸을 때 어떻게 대응하는 것이 현명한지를 알 수 있다. 항암제나 방사선 치료는 일시적으로는 암세포를 작아지게 하여 호전되는 것처럼 보이지만, 암 환자의 약한 면역력을 더 약하게 만들기 때문에 얼마 지나지 않아 암을 더 악화시키는 원인이 된다. 항암 치료는 면역세포를 직접 죽이기도 하지만, 면역세포가 만들어지는 골수를 손상시켜 면역력의 회복을 어렵게 하는 것이 더 큰 문제이다.

"언 발에 오줌 누기"라는 속담이 있다. 우리는 이 속담처럼 주변에서 암 수술이나 항암제 또는 방사선 치료를 받고 나서 암이 없어진 것으로 알고 있다가 암이 재발되면서 급격히 악화되는 사례를 자주 볼 수 있는데, 약해진 면역력 때문에 암세포가 빠르게 성장하므로 나타나는 당연한 결과이다.

면역세포의 중요성이 확인되고 나서 요법으로 면역력을 높이려는 치료를 흔히 볼 수 있다. 환자의 몸에서 피를 뽑아 원심분리기로 면역세포를 분리한 다음, 이를 배양하여 면역세포의 숫자를 늘려 다시 환자의 몸속에 넣어 주는 방식이 그것이다. 기존의 치료방법에 비하여 부작용은 크지 않지만, 면역시스템을 원천적으로 복구하는 방법이 아니므로 치유되기가 쉽지 않으며, 효과도 제한적이다. 더구나 환자를 매우 힘들게 하며, 비용도 많이 드는 문제가 있다.

면역력을 강화시키는 생활습관, 즉 생명스위치를 켜는 "뉴스타트" 생활을 하는 것이 느려 보이지만, 암을 가장 효과적으로 치유하는 길임을 명심하자.

(아시아경제TV 2016.9.6)

16

발암물질 이길 장사 없다

암세포는 정상세포의 유전자가 변질되어 비정상적으로 증식하는 세포인데, 암세포가 성장하여 암환자가 되는 과정에는 정상세포를 암세포로 변질시키는 발암물질의 많고 적음과 세포가 살아가는 환경, 그리고 면역세포의 면역력이 결정적인 역할을 한다. 발암물질에 많이 노출되고 세포의 환경이 나쁠수록, 그리고 면역세포가 역할을 잘 못할수록 암환자가 될 가능성은 높아진다.

세계보건기구(WHO) 산하 국제암연구소(IARC)는 120종류의 확실한 발암물질을 1그룹으로, 개연성이 있거나 가능성이 있는 발암물질을 2그룹으로 분류한다.[1] WHO와 각국의 암 연구기관도 이와 유사한 암 위험인자를 발표하고 있고, 우리 보건복지부와 국립암센터도 발암물질을 감안하여 암 예방 10대 수칙을 발표하였다.

가장 많은 암을 일으키는 발암물질은 담배연기다. WHO는 전

---

1) 국제암연구소(International Agency for Research on Cancer (IARC)), List of Carcinogens, Agents Classified by the IARC Monographs, Volumes 1~120

세계 암 사망자의 20%와 폐암 사망자의 70%는 흡연 때문이라고 지적한다.[2] 다른 질병을 포함하면 1년 동안 30세 이상 전 세계 사망자의 12%인 6백만 명이 흡연 때문에 죽으므로 어림잡아 흡연인구의 반 이상이 담배 때문에 죽는다. 흡연 사망자에는 간접흡연으로 죽는 60만 명이 포함되어 있다.

술도 대표적인 발암물질이다. IARC는 1988년부터 알콜을 1그룹 발암물질로 분류하는데, 한 연구는 전 세계 암 발생의 3.6%와 사망자의 3.5%는 알콜 때문으로, 또 다른 연구는 남성 암 환자의 1/10을 알콜 때문으로 분석한다.[3] WHO는 매년 전 세계 사망자의 5.9%인 330만 명이 알콜 때문에 암을 포함한 각종 질환으로 죽는다고 한다.[4]

음식에는 아플라톡신, 벤조피렌, 카드뮴, 크롬, 다이옥신, 가공육 등과 같은 다양한 1그룹 발암물질이 들어있다.[5] 이런 물질이 많이 들어있는 음식이나 방부제나 항생제, 살충제, 감미료 등 각종 첨가제가 들어있는 햄, 베이컨, 소시지, 핫도그 등의 가공육, 전자레인지 팝콘, 양식 연어, 탄산음료, 정제된 흰 설탕과 흰 밀가루나 유전자변형식품(GMO)은 자제해야 한다.

2) 세계보건기구(World Health Organization), Cancer by WHO, Key facts

3) Wikipea, Alcohol and cancer

4) 세계보건기구(World Health Organization), Health topics, Alcohol, Key facts

5) 국제암연구소(International Agency for Research on Cancer (IARC)), Agents Classified by the IARC Monographs, Volumes 1-120

자외선, 엑스(X)선, 알파(α)선, 베타(β)선, 감마(γ)선, 양자선, 중성자선 등 모든 방사선은 생체에 작용하면 돌연변이를 일으키는 1그룹 발암물질이다.[6] 발암의 정도는 방사선과 노출의 형태와 투과 정도에 따라 다른데, 자외선이나 X선, 감마선과 같은 고 에너지 방사선에 많이 노출되면 암 걸릴 위험성이 높아진다. CT나 PET-CT 검사를 반복해서 받는 것이 좋지 않은 이유다.

이 밖에도 작업장과 관련하여 비소, 석면, 벤젠, 벨륨, 카드뮴, 크롬, 니켈, 라돈, 염화비닐, 라듐, 플로토늄, 납 등과 생활과 관련하여 미세먼지, 나무먼지, 가죽먼지, B형과 C형 간염 바이러스, 헬리코박터균 등도 1그룹 발암물질이다.[7]

발암물질에 노출된다고 모두가 암에 걸리는 것은 아니다. 발암물질 때문에 돌연변이가 생긴 유전자의 일부는 수리되어 정상으로 복구되며, 손상이 심한 세포는 자멸사 유전자에 의해 스스로 죽고 일부만 암세포로 변한다. 또한 일부 암세포는 면역세포가 죽이기 때문에 암세포의 일부만 살아남는다. 누구나 발암물질로부터 자유롭지 못하지만, 2/3의 사람들은 암에 걸리지 않는 이유다.

발암물질에 노출되는 시점과 암환자가 되는 시점, 암환자로 진단되는 시점사이에는 긴 시차가 존재하기 때문에 우리는 발암물

---

6) 국제암연구소(International Agency for Research on Cancer (IARC)), Agents Classified by the IARC Monographs, Volumes 1-120

7) 국제암연구소(International Agency for Research on Cancer (IARC)), Agents Classified by the IARC Monographs, Volumes 1-120

질의 위험성을 간과하기 쉽다. 보통 암에 걸리면 5년 내지 10년 이상 지난 뒤에야 발견된다. 그렇다고 발암물질을 무시하는 것은 용감한 것이 아니라 무모한 것이다. 가랑비에 옷 젖듯 발암물질에 많이 노출될수록 암에 걸릴 확률은 높아지기 때문이다.

(아시아경제신문 2018.3.9)

17

암세포를 잘 죽이면 암이 나을까

암 예방에 실패하여 암환자가 되면 사람들은 암을 고쳐줄 것으로 기대하고 병원을 찾아가는데, 병원에서는 주로 암세포를 수술하여 제거하거나 항암제와 방사선과 같은 항암물질을 이용하여 암세포를 죽이는 방법으로 암을 치료하려 한다. 여기에는 암세포를 잘 죽이면 암은 나을 거라는 전제가 숨어 있는데, 과연 그럴까?

몸 안에 있는 면역세포가 암세포를 다 죽이면 암은 낫는다. 현대의학은 면역세포가 암세포를 잘 죽이지 못하여 암에 걸렸을 때 면역세포의 역할을 대신하여 암세포를 죽여줄 항암물질을 수십 년 동안 수없이 찾아냈다. 이 항암물질들이 암세포를 죽이는 방법으로 암 치료에 성공하였다면, 암은 벌써 정복되었을 것이다. 항생제가 발견되면서 대부분의 박테리아성 질병이 자취를 감추었듯이.

항암물질을 개발하기 위한 인류의 노력은 기술 발전을 바탕으로 제약시장의 폭발적인 성장을 가져왔다. 항암제는 종류가 수백 종에 이르고, 연간 매출 약 80조원은 1천조 원의 세계 제약시장에서

1위를 차지할 정도로 암 치료에 많이 이용되고 있다. 그런데, 여전히 암은 잘 낫지 않으며, 환자들은 죽어가고, 또 다른 항암물질을 개발하기 위한 연구는 아직도 진행 중이다.

사람들은 항암치료 받고 암이 작아지면 잘 치료되는 것으로 생각하기 쉽다. 항암제는 암세포를 죽이기 때문에 처음에는 암 크기가 작아지지만, 내성이 있는 암세포는 살아남기 때문에 나중에는 더 이상 작아지지 않는다. 또한 항암제는 암세포를 죽이는 역할을 하는 T세포라는 면역세포와 T세포를 만드는 골수세포를 함께 죽여 '빈대 잡다가 초가삼간 태우는' 치명적인 부작용을 가지고 있다.

면역세포인 백혈구가 많이 죽으면 면역기능이 떨어지기 때문에 항암치료를 중단해야 하는데, 항암치료를 중단하는 순간부터 항암제 때문에 기능이 약해진 면역세포가 살아남은 암세포를 제대로 죽이지 못하므로 암은 빠른 속도로 다시 커진다. 그래서 항암치료는 암 크기를 잠시 작아지게 하여 '언 발에 오줌을 누는' 효과를 나타내는 임시방편일 뿐, 암을 낫는 길이 아니다.

항암물질이 면역세포도 죽이는 이유를 알기 위해서는 정상세포와 암세포의 차이를 알아야 한다. 발암물질은 세포의 유전자에 돌연변이를 일으켜 변질시키는데, 변질된 유전자의 일부는 정상으로 복구되고, 일부는 자멸사 유전자에 의해 스스로 죽는다. 일부 세포는 건강한 세포만 만드는 유전자와 손상된 세포가 스스로 죽는 자멸사 유전자가 변질된 채 살아남아 암세포가 된다.

암세포는 일부 유전자가 변질된 것을 제외하면 정상세포와 똑같다. 따라서 항암물질은 면역세포를 포함한 정상세포도 죽일 가능성이 높다. 면역세포는 손상시키지 않으면서 암세포만 죽이는 물질을 만들기가 어렵다는 뜻이다. 항생제가 세균은 잘 죽이면서 정상세포는 손상시키지 않는 것은 인간의 세포와 세균은 완전히 다르기 때문에 가능하다.

항암물질로 암을 낫기가 어렵다면, 암 세포를 죽이지 않고 나을 수는 없을까? 열쇠는 면역세포가 가지고 있다. 암 환자가 되는 것은 암세포를 잘 죽이던 면역세포가 5년 내지 10년 전부터 제대로 죽이지 못해 암세포가 늘어났기 때문이다. 발암물질에 많이 노출되고, 면역세포의 환경이 나쁜 생활습관을 가지고 있었을 것이다. 이것을 개선하여 면역세포가 면역력을 회복하면 암은 낫는다.

한편으로 발암물질을 차단하여 면역세포의 일감을 줄여주고, 다른 한편으로 면역세포가 신바람 나게 일할 수 있는 환경을 만들어주면 나머지는 면역세포가 알아서 할 것이다. 이것이 바로 자연치유다.

(아시아경제신문 2018.3.16)

18

암 도우미가 암을 키운다

발암물질에 많이 노출될수록 암세포는 많이 생기지만, 우리 몸에는 암세포의 발생과 성장을 막아주는 고마운 생명시스템이 있다. 변질된 유전자를 수리하여 정상으로 복구시키고, 손상이 심한 세포는 스스로 죽게 하므로 일부 세포만 암세포로 변하는데, 면역세포가 암세포를 죽여 암환자가 되는 것을 막아준다.

생명시스템이 정상적으로 작동하면 암에 걸리지 않으며, 걸려도 생명시스템이 회복되면 쉽게 자연치유된다. 우리가 암에 걸리는 것은 한편으로 발암물질에 많이 노출되고, 다른 한편으로 생명시스템의 작동을 방해하는 '암 도우미'로 살며, 생명시스템을 도와주는 '생명 도우미'로 살지 않기 때문이다.

잘못된 식사는 대표적인 암 도우미가 된다. 영양소는 필요한 만큼 섭취하는 것이 중요하며, 지나치게 부족하거나 넘치는 것은 좋지 않다. 다양한 채소, 통 과일, 통 곡식을 충분히 섭취하고, 영양소의 불균형을 가져오는 가공이나 정제된 음식, 편식을 피하며, 특히 많은 문제를 일으키는 설탕과 소금, 포화지방과 트랜스지방, 알콜을 제한하여야 한다.

음식은 소화가 잘 되도록 먹는 것도 중요하다. 우리나라에는 소화기 계통의 암이 유난히 많다. 위암과 대장암이 세계 제일이고, 담도암과 간암도 매우 많다. 소화를 어렵게 하고 소화기를 휴식하지 못하게 하는 과식이나 간식, 야식, 폭식을 하지 말아야 하며, 단순한 식사가 좋다.

육체적인 활동 부족도 암 도우미가 된다. 육체적인 활동은 운동뿐만 아니라 일이나 노는 것, 여행, 레저 활동을 포함하여 에너지를 소비하는 골격근의 모든 활동을 의미한다. 육체적 활동이 부족하면 에너지 소비가 줄어 세포 속의 발전소인 미토콘드리아의 수가 줄면서 세포가 활력을 잃어 암이나 당뇨병, 심장병 등 각종 질병의 원인이 된다.

암 도우미로 물과 햇빛, 산소의 부족도 빼 놓을 수 없다. 모든 세포에 체수분의 형태로 들어있으면서 성인 몸무게의 60%정도를 차지하는 물은 날마다 1.5~2리터 정도로 충분히 마시지 않으면 영양소와 노폐물의 운반은 물론, 체온조절, 세포의 온갖 활동이 원활하지 않게 된다(88편 참조).

태양에너지를 이용하여 탄소동화작용을 하는 식물과 달리 동물은 식물이나 다른 동물로부터 에너지와 영양소를 얻지만, 비타민

D와 일부 호르몬과 같이 햇빛을 받아야만 만들어지는 중요한 물질이 많다. 햇빛을 너무 적게 받으면 건강을 해치는 이유다(89편 참조).

탄수화물로 에너지를 생산하려면 반드시 산소가 필요하다. 산소가 충분하지 않으면 부득이 산소를 적게 사용하는 비정상적인 방법으로 에너지를 생산하기 때문에 세포의 건강이 악화되고 면역력이 약화되어 암세포의 성장에 유리한 환경이 된다(91편 참조).

휴식이 부족하거나 스트레스를 많이 받는 것도 암 도우미가 된다. 우리 몸의 세포는 60억 개의 DNA 가운데 하루 수십만 개가 손상되는데, 휴식은 손상된 DNA를 정상으로 복구할 수 있도록 환경을 조성한다. 또한 뼈와 근육과 같은 각종 조직을 회복하게 하고, 스트레스 호르몬의 분비를 줄여주며, 잠을 잘 잘 수 있게 하고, 뇌의 기능을 향상시킨다(94편 참조).

우리 몸은 스트레스 요인을 만나면 스트레스 호르몬을 분비하여 심장박동과 혈압을 높이고, 근육을 긴장시킨다. 또한 등과 가슴, 근육의 통증, 불면증 등 몸을 불편하게 하고, 분노, 근심, 우울증 등 정서나 사고에도 악영향을 준다. 이런 현상이 장기간 지속되면 심장병, 당뇨, 우울증과 같은 각종 질병의 원인이 된다(98편 참조).

(아시아경제신문 2018.3.23)

19

암을 이기는 생명 도우미

인간은 사랑과 생명을 받아서 살아가도록 창조되었다. 우리 몸의 세포에는 사랑과 생명을 끊임없이 받아야만 살아갈 수 있는 '생명시스템'이 유전자의 형태로 만들어져 있어서 사랑과 생명을 제대로 받지 못하면 생명시스템이 정상적으로 작동하지 않으므로 건강이 나빠져 온갖 질병이 찾아온다.

암도 질병의 하나로 암을 이기는 최선의 길은 평소에 사랑과 생명을 충분히 받는 삶을 사는 것이다. 발암물질 노출을 최소한으로 줄이고, 암세포의 발생과 성장을 막아주는 생명시스템이 잘 작동될 수 있도록 '암 도우미'의 생활을 버리며, 생명시스템을 도와주는 '생명 도우미'의 삶을 사는 것이다.

사랑과 생명을 잘 받는 생명 도우미 생활로는 뉴스타트(NEW START)가 최고다. 뉴스타트의 영어 첫 글자 N은 Nutrition, 곧 건강식을 의미한다. 우리 몸에 필요한 영양소를 골고루 공급하되, 영양소의 불균형이 생기지 않으며, 소화가 잘 되도록 식사하는 것이 핵심이다(20, 82, 83편 참조).

둘째 글자 E는 Exercise로 운동을 뜻한다. 유산소 운동과 무산소 운동, 유연성 운동을 적절히 하되, 사이클, 수영, 걷기와 같이 큰 근육을 이용하여 몸 전체를 움직이는 유산소 운동이 부족하지 않아야 한다(87편 참조). W는 Water로 물을 의미한다. 매일 1.5~2리터 정도로 충분히 마시되, 소화를 방해하지 않도록 식사와 분리하는 것이 중요하다(88편 참조).

넷째 글자 S는 Sunlight로 햇빛을 뜻한다. 일상생활에서 햇빛이 부족하면 하루 5~10분 정도 자외선이 약한 시간에 직접 쬐도록 하고, 노출시간이 길어지면 자외선을 막아주는 것이 좋다(89편 참조).

다섯째 글자 T는 Temperance로 절제를 의미한다. 육체적인 질병은 영양소의 과잉섭취와 불균형을 가져오는 과식, 편식, 간식, 야식과 같이 음식을 절제하지 못한 데서 오는 경우가 많다. 가공이나 정제된 음식, 설탕과 소금, 포화지방과 트랜스지방, 알콜, 담배, 금지약물을 절제하는 것도 중요하다.

운동은 대체로 부족하지만, 지나치면 체력이 소진되어 건강을 해친다. 지나친 물질적 욕심, 컴퓨터게임이나 오락과 같은 육체적·정신적 쾌락은 물론, 도박이나 육체적·도덕적 타락 등 삶의 모든 영역에서 절제가 무너지면 생명시스템은 작동하기 어려워진다.

다음으로 A는 Air로 산소를 충분히 공급하는 것을 뜻한다. 깊이 호흡하는 복식호흡을 생활화하고, 산소 공급을 방해하는 환경을 개선해야 한다. 산소 보급로인 혈관을 최상으로 유지하고, 붉은 고기나 설탕, 커피와 같은 산성 음식, 식음료에 들어 있는 독성 방부제, 공기 오염과 같이 산소를 낭비하는 산소 도둑들을 최소로 줄여야 한다(91편 참조).

R은 Rest로 휴식을 의미한다. 우리 몸의 세포를 구성하고 있는 DNA는 물론, 뼈와 근육, 뇌와 같은 각종 조직의 복구와 회복, 성장, 기능향상을 위해서 육체적·정신적·사회적·영적 휴식은 매우 중요하다(94편 참조). 마음의 짐이나 영적인 문제는 영적 휴식으로 쉽게 풀 수 있다.

스트레스는 휴식을 방해하여 생명시스템을 망가뜨리는 최대 장애물이다. 물질적 욕심을 절제하여 돈의 노예가 되지 않도록 하고, 정신적·사회적·영적 안전판을 마련하여 스트레스를 푸는 지혜가 필요하다(99, 100편 참조).

마지막 T는 Trust로 신뢰를 뜻한다. 뉴스타트 생활을 하면 생명시스템이 정상 작동하여 자연치유가 이루어진다는 믿음을 가져야 한다. 이러한 여덟 가지 바탕위에 사랑이 더해지면 생명시스템은 우리의 생명과 건강을 확실히 지켜준다.

(아시아경제신문 2018.3.30)

20

암에는 수술이 능사가 아니다

암에 걸렸다는 말을 들으면 사람들은 절제수술이 가능한지를 제일 궁금해 한다. 수술 받는다는 말을 들으면 불행 중 다행이라고 생각하고, 수술이 안 된다는 말을 들으면 비관적으로 생각한다. 의사들도 암 치료방법으로는 수술을 우선적으로 고려한다. 절제수술은 암환자에게 최고의 선택일까?

암은 대체로 처음 발생한 곳에서 어느 정도 성장한 다음, 림프절을 거쳐 다른 장기로 전이되기 때문에 다른 장기로 전이되기 전에 수술하면 암 전체를 제거할 수 있다. 전이되지 않은 상태에서 수술 받은 환자들은 생존율이 높고, 평생 동안 재발하지 않고 사는 사람들도 많다.

그렇지만, 암 수술은 최고의 선택은 아니다. 발암물질에의 노출을 줄이고, 암 도우미의 생활을 지양하며, 생명 도우미의 생활인 뉴스타트(19편 참조)를 생활화하면, 몸 안의 생명시스템이 정상 작동하여 암이 예방되는 것은 물론, 수술 받지 않아도 치유될 수 있기 때문에 암에 걸렸을 때 최선의 선택은 수술이 아니고 뉴스타트임은 두말할 필요가 없다.

암 수술의 가장 큰 문제는 장기의 너무 많은 부분을 절제하는 데 있다. 우리 몸에 불필요한 조직은 하나도 없기 때문에 장기를 절제하면 삶의 질은 낮아질 수밖에 없다. 폐나 위를 거의 다 떼어내 거의 불구로 만들거나 갑상선을 떼어 내 평생 호르몬을 먹으며 살아야 하는 삶을 상상해 보라. 살 수만 있다면 죽는 것보다는 낫겠지만.

수술이 가능하다는 말을 들으면 감사하면서 덥석 수술을 받지 말고, 정신을 차리고 소중한 장기를 불구로 만드는 수술은 아닌지 짚어보는 지혜가 필요하다. 다행히 간세포처럼 재생이 잘 되거나 절제부위가 작아 기능에 큰 문제가 없다면, 차선책이 될 수는 있다. 암이 주는 스트레스 때문에 암환자가 몸에 암이 있는 것을 알면서 마음 편하게 뉴스타트를 하기가 쉽지는 않으니까.

현대의학은 몸에 암이 남아있는 것을 몹시 싫어한다. 암환자의 면역력이 회복되는 것을 기대하지 않기 때문에 어떤 방법으로든지 모두 제거하고 싶어 한다. 수술할 때 가능하면 많이 절제하고, 수술 후에는 항암제나 방사선을 이용하여 보완치료를 하려한다. 그렇지만 많이 절제할수록 암이 남아있을 확률은 낮아지지만, 남은 장기에게 과부하가 걸리는 것은 피하기 어렵다.

암이 너무 커서 전체를 제거하면 남아있는 장기만으로 살기 어려울 경우에는 일부만을 절제하는 감량수술을 한 다음, 다른 치료를 병행하는 경우도 많은데, 병행 치료의 부작용은 대체로 수술 부작용보다 훨씬 크다. 암이 신경이나 척수를 압박하고 있을 때 통증을 완화하거나 암이 장을 막고 있을 때 뚫어줌으로써 삶의 질을 개선하기 위한 수술은 암을 낫기 위한 치료가 아니다.

암이 다른 장기로 전이되기 전에 발견되어 암 전체를 수술 받을 수 있는 환자는 그리 많지 않다. 수술은 받았지만 절제하지 못한 부위에 암이 남아 있을 것으로 예상되거나 수술 받지 못하는 대부분의 환자들은 항암제나 방사선과 같은 다른 치료를 받게 되는데, 그런 치료를 받지 않아도 뉴스타트 생활을 하면 암은 나을 수 있기 때문에 수술 못한다고 실망할 필요는 없다.

암 수술을 받고 오랫동안 재발하지 않아 완치되었다고 생각하는 사람들도 뉴스타트 생활이 필요하기는 마찬가지다. 수술은 암의 끝이 아니며, 누구나 수많은 발암물질을 만나기 때문에 암 도우미의 생활을 지속하고, 생명 도우미의 생활을 소홀히 하면, 다시 암 환자가 될 수 있다. 더구나 암환자의 전력을 가진 사람은 옛날 생활로 돌아가면 암은 다시 찾아올 가능성이 높다.

(아시아경제신문 2018.4.6)

21

항암제가 암환자를 죽인다

암환자는 수술을 받는 것이 최선이며, 수술이 불가능하면 항암치료를 받아야 하고, 항암치료는 고통스러워도 참고 이겨내야 암이 나을 것으로 알고 있는 사람들이 많다. 미국의 한 연구에 따르면, 4기로 진단받은 폐암 환자의 2/3이상과 대장암 환자의 4/5이상이 항암치료 받으면 암이 나을 것으로 믿는다고 하니,[1] 항암치료에 대한 인식은 우리와 크게 다르지 않다.

암세포는 세포 분열이 통제되지 않아 끊임없이 분열하고, 세포의 자멸 기능이 작동하지 않아 수명이 다해도 죽지 않으므로 '암도우미' 환경에서는 끝없이 성장한다. 면역세포가 암세포를 죽이는 능력이 약해져 암세포의 성장속도가 죽는 속도보다 더 빠를 때 우리는 암환자가 되기 때문에 암이 나으려면 면역세포의 암세포 죽이는 능력을 원래대로 회복시켜야 한다.

항암제는 약해진 면역세포의 능력을 회복시키지 않은 채 면역세포를 대신하여 암세포를 죽이는 약이다. 제1차 세계대전 때 독가

---

1) Wikipedia, Chemotherapy, Limitations

스로 사용되던 겨자가스(mustard gas)를 제2차 세계대전 때 군사목적으로 연구하던 중 이 가스에 노출된 사람의 백혈구 수가 감소하는 사실을 발견하고 암 치료에 이용한 것이 항암제의 시작이다.[2]

항암제는 수십 년 동안 수백 종이 개발되어 연 매출 약 80조원으로 1천조 원의 세계 제약시장에서 1위를 차지할 만큼 많이 이용되고 있다. 그런데, 항암제로는 여전히 암은 잘 낫지 않으며, 새로운 항암제 개발을 위한 연구는 아직도 진행 중이다. 암세포를 잘 죽이는 항암제가 그토록 많은데 왜 암은 낫지 않을까?

항암제를 사용하면 암이 작아져서 나아지는 것처럼 보이지만 사실은 낫는 것이 아니다, 암세포는 항암제에 죽지 않는 내성을 가지고 있어서 항암제는 일정 비율의 암세포만 죽이고, 다 죽이지는 못한다. 반복해서 사용해도 여전히 일부는 살아남아 사이사이에 다시 성장하므로 항암제만으로 암세포를 다 죽이기는 어렵기 때문에 면역세포가 제 역할을 못하면 암은 좀처럼 낫지 않는다.

항암제로 암이 낫지는 않더라도 작아지므로 수명연장이나 증세완화 효과가 있을 것으로 기대하는 사람도 있겠지만, 긴 역사에도 대부분의 사례에서 이를 입증하는 증거는 찾기 어렵다. 항암제가 암을 작아지게 하여 정신적 위안을 주기는 하지만, 암세포 죽일 때 생기는 '고래싸움에 새우등 터지는' 부작용이 너무 심각하여 암환자를 오히려 죽이는 측면이 강하다.

---

2) Wikipedia, Chemotherapy, History

항암제의 부작용은 분열하는 세포를 잘 죽이는 특성에서 나온다. 암세포뿐만 아니라 정상세포도 분열할 때마다 항암제의 공격을 받아 죽게 되는데, 특히 면역세포처럼 수명이 짧아 자주 분열하는 세포들은 죽임을 많이 당한다.

항암제의 가장 심각한 부작용은 면역세포인 백혈구와 백혈구를 만드는 골수조직의 줄기세포를 죽이는 것이다. 약한 면역력을 더욱 약화시켜 암이 악화되거나 재발하거나 새로운 암에 걸리는 결정적인 원인이 되며, 온갖 세균성 질환에 취약하게 만든다.

또한 위장의 점막세포가 많이 죽음에 따라 구토, 설사, 식욕감퇴, 거식증, 메스꺼움 등으로 영양실조의 원인이 되고, 골수조직 줄기세포의 죽음으로 빈혈과 혈소판 감소증의 원인이 되며, 심장이나 간, 신장 등의 장기를 손상시키고, 탈모증, 만성 피로, 신경장애, 인식 장애, 불임 등을 일으키기도 한다.

항암제의 효과를 짐작하게 해 주는 사례가 있다. 미국 식품의약품안전청(FDA)은 암이 작아진다는 사실에 근거하여 항암제를 승인하는데, 이때 수명연장 여부는 고려하지 않는다. 폐암치료에 많이 이용되던 '이레사(iressa)'라는 항암제는 겨우 10%의 환자에서 암이 작아진 임상시험 결과를 근거로 승인되었다.[3]

(아시아경제신문 2018.4.13)

---

3) Webster Kehr, War between orthodox and alternative medicine, Chapter 5: The approval of chemotherapy drugs

22
방사선 치료의 득과 실

우리가 '암 도우미' 환경에서 살면 암세포는 세포 분열이 통제되지 않아 끊임없이 분열하고, 세포의 자멸 기능이 작동하지 않아 수명이 다해도 죽지 않으므로 끊임없이 성장하는 반면, 면역세포는 암세포를 죽이는 능력이 약해져 우리는 암환자가 되고, 암은 악화된다. 반면에 '암 도우미' 환경을 개선하고, 면역세포의 암세포 죽이는 능력을 원래대로 회복시키면 암은 자연치유된다.

방사선 치료는 '암 도우미' 환경의 개선이나 약해진 면역력을 회복시키지 않은 채 면역세포를 대신하여 에너지가 높은 방사선을 이용하여 암세포를 죽이는 암 치료 방법이다. 암환자의 반 이상이 방사선 치료를 받는 것으로 알려져 있는데, 수술이나 항암치료와 함께 사용하는 경우가 많다.

방사선은 파동이나 입자의 형태로 에너지를 전달하는 물질인데, 특히 높은 에너지를 가지고 있는 방사선은 원자로부터 전자를 분리시켜 이온화시키므로 이온화 방사선^(전리 방사선)이라 부른다. 이온화된 방사선은 원자력발전, 의학, 제조, 건설 등 여러 방면에서 유익하게 이용되지만, 다른 한편 생명체의 세포조직을 손상시키므로 방사선에 많이 노출될수록 생명체의 위험은 증가한다.

이온화 방사선은 원자폭탄이나 원자력 발전소의 사고에서 볼 수 있듯이 양이 지나치게 많으면 바로 죽게 할 수도 있고, 세포의 DNA를 손상시켜 시간이 지나면서 방사선 질환이나 암을 비롯한 각종 질병을 일으킬 수도 있다. WHO 산하 국제암연구소[IARC]는 엑스[X]선, 알파[α]선, 베타[β]선, 감마[γ]선 등 모든 이온화 방사선을 1그룹 발암물질로 분류한다.[1]

이온화 방사선은 정상세포뿐만 아니라 암세포의 DNA도 손상시켜 죽이기 때문에 암 치료에도 이용된다. 방사선 치료는 엑스[X]선, 감마[γ]선, 전자선, 양성자 등의 이온화 방사선으로 암세포의 DNA를 직접 공격하거나 세포 안에 전기를 띠고 있는 하전입자[荷電粒子]를 만들어 DNA를 손상시키는데, DNA가 수리할 수 없을 만큼 손상된 암세포는 분열을 멈추고 죽는다.

방사선을 암 치료에 이용하는 것은 정상세포도 함께 손상시키는 부작용이 있으므로 기본적으로는 바람직하지 않지만, 보통 전신에 노출되어 부작용이 큰 항암제와 달리 방사선은 암세포에만 국소적으로 사용하여 부작용을 최소화할 수 있기 때문에 단기적으

---

1) 국제암연구소(International Agency for Research on Cancer (IARC)), Agents Classified by the IARC Monographs, Volumes 1-120

로는 치료 효과를 볼 수 있는 경우가 있다.

초기에 발견되어 크기가 작으면서 한 부위에만 암이 있을 때는 방사선 치료로 제거할 수 있는데, 이때 암세포가 없어져 완치되었다는 진단을 받게 되면 반드시 기억해야 할 일이 있다. 암환자가 될 수밖에 없었던 '암 도우미' 환경을 개선하고, 면역세포를 회복시켜 자연치유 시스템을 복구하지 않으면 머지않아 암은 다시 찾아온다.

암이 여러 군데에 퍼져 있거나 크기가 크거나 암이 전이된 경우에는 정상세포가 많이 손상되어 부작용이 크므로 방사선 치료로는 좋은 효과를 기대하기 어렵다. 치료 초기에 암이 작아져 호전되는 것처럼 보이더라도 정상세포를 많이 죽이거나 손상시키면 부작용이 커 암은 낫기 어렵다.

방사선 치료의 부작용은 방사선을 많이 사용할수록 커진다. 치료 직후에 나타나는 메스꺼움이나 구토, 구강 점막과 위 점막 질환, 인후통, 장 질환 등의 증상은 시간이 지나면 개선되지만, 혈관이나 연결조직 세포 등의 손상으로 수개월이나 수년 뒤에 나타나는 섬유증, 탈모증, 입안이나 안구 건조증, 림프부종, 암의 재발이나 다른 암의 발생, 인지능력 감소증, 불임 등의 부작용은 장기간 지속될 수도 있다.

(아시아경제신문 2018.4.20)

23
암세포 표적 치료의 한계

1990년대말까지 암 치료에 많이 이용되던 항암제는 분열중인 세포를 잘 죽이는 특성이 있어서 암세포를 죽일 때 분열중인 정상세포 특히 면역세포를 함께 죽이는 치명적인 부작용 때문에 암 치료에 어려움이 많았다. 이러한 항암제와 달리 정상세포는 직접 손상시키지 않으면서 암세포의 성장과 분열, 확산을 억제하는 약물을 개발하게 되었는데 이것이 암세포 표적 치료제다.

암세포 표적 치료는 기존의 항암제를 대신하여 암 치료에 크게 기여할 것이라는 기대 속에 글리벡 등 많은 치료제가 개발되어 대장암, 두경부암, 유방암, 다발성 골수종, 림프종, 전립선암, 흑색종 등의 치료에 이용되고 있다. 표적 치료는 항암제에 비하여 부작용은 덜 심각하지만, 기대와 달리 치료효과가 제한적이며 사람마다 다르기 때문에 기존의 치료방법과 함께 사용하는 경우가 많다.

표적 치료제는 암세포의 성장과 확산을 돕는 특수한 단백질인 표적을 찾아낸 다음, 이 표적의 활동을 방해하는 방법을 개발하여 만든다. 예를 들면, 어떤 암세포들은 면역세포가 잘 찾아내지 못하도록 위장하는데, 면역세포가 이러한 암세포를 쉽게 찾아낼 수 있도록 암세포 표면에 표시하는 표적 치료제를 만든다.

어떤 암세포들은 건강한 세포만 분열할 수 있도록 통제하는 신호에 따르지 않고 분열하도록 어떤 단백질을 변경시키는데, 이 단백질의 활동을 방해하는 표적 치료제를 만든다. 암세포가 어느 규모 이상으로 크기 위해서는 새로운 혈관이 필요하기 때문에 암세포는 새로운 혈관의 생성을 촉진하는 신호를 보내는데, 이러한 신호를 방해하는 표적 치료제를 만들기도 한다.

어떤 암세포들은 손상되었거나 불필요한 세포들은 스스로 죽도록 설계되어 있는 자멸 프로그램을 회피하는데, 이 회피방법을 무력화하여 자멸프로그램이 작동되어 암세포가 스스로 죽게 만드는 표적 치료제를 만들기도 하고, 어떤 표적 치료제는 암세포의 성장을 도와주는 호르몬이 만들어지지 못하게 하거나 이러한 호르몬의 작용을 방해하여 암세포의 성장을 억제한다.

표적 치료는 정상세포를 직접 죽이는 항암제의 치명적인 단점은 가지고 있지 않지만, 몸 안에서 만들어지는 물질이 아니고 약물이기 때문에 부작용이 적지 않다. 부작용의 형태는 약물의 종류에 따라 다르고, 개인별로도 전반적인 건강상태나 복용하고 있는 약물에 따라 다르며, 개인별 편차도 크다. 대부분의 부작용은 치료가 끝나면 시간이 지나면서 사라진다.

가장 흔한 부작용은 설사와 간염, 간 효소의 상승이 있으며, 피부나 머리털, 손톱, 눈에 문제가 생기기도 한다. 혈관이나 혈액과 관련된 부작용은 심각한 경우가 많다. 어떤 치료제 특히 새로운 혈관 생성을 억제하는 약물은 고혈압이나 위장 출혈을 일으키고, 허파나 다리에 생기는 혈전이나 심근경색, 뇌경색을 일으키기도 하며, 상처가 아무는 것을 더디게 만들기도 한다.

　표적 치료의 효과가 기대에 미치지 못하는 데에는 두 가지 이유가 있다.[1] 첫째로, 암세포는 항암제의 경우처럼 표적 치료제에도 내성을 나타낸다. 표적 치료가 잘 작동되지 않도록 변이를 일으키거나 작동하지 않는 새로운 성장 경로를 찾아 표적을 변화시킨다. 둘째로, 표적의 구조나 작동원리 때문에 어떤 표적에 대해서는 이를 억제하는 약물을 개발하기가 어렵다.

　표적 치료가 성공하면 일부 암의 성장을 어느 정도 늦출 수 있겠지만, 암이 낫는 길은 아니다. 생명시스템이 회복될 수 있도록 발암물질 노출을 줄이고, '암 도우미'의 생활을 버리며, '생명 도우미'의 삶을 살아야 하는 이유가 여기에 있다.

(아시아경제신문 2018.4.27)

---

1) 미국 국립암연구소(National Cancer Institute), What are the limitations of targeted cancer therapies?

24

면역항암치료가 암을 정복할 수 있을까

　전 국민의 35.3%가 평생 한 번 암에 걸리고, 사망자의 27.8%가 암으로 죽는데도 암에 걸리면 마땅한 치료방법이 없어 부작용이 심각한 치료에 의존할 수밖에 없는 요즘, 면역항암치료에 대한 기대는 점점 커지고 있다.

　면역항암치료는 암세포를 직접 공격하거나 암세포의 성장을 억제하지 않고, 몸 안에 있는 면역시스템이 암세포와 잘 싸우게 만드는 치료방법이다. 면역시스템이 암세포를 쉽게 찾아내도록 암세포에 어떤 표시를 하거나 면역시스템이 적극적으로 암세포를 공격하도록 자극하거나 특수 단백질과 같은 면역시스템 구성 물질을 공급해 주는 것처럼 다양한 방법을 사용한다.

　단일클론 항체(monoclonal antibody)는 숨어있는 암세포를 면역시스템이 잘 찾아내도록 만드는 면역치료 방법이다. 암세포의 표면에 면역세포가 쉽게 인식할 수 있는 특수한 단백질을 결합시키거나 암세포가 면역세포를 회피할 때 이용하는 통로(면역 체크포인트)를 차단하

여 면역세포가 암세포를 쉽게 찾아내게 만든다.[1]

CAR T세포 치료(chimeric antigen receptor T-Cell Therapies)는 면역세포인 T 세포의 암세포 공격 기능을 강화하는 치료방법이다. 환자의 몸에서 채취한 혈액에서 T세포를 분리하여 암세포를 잘 인식하도록 수용체라 부르는 특수 단백질을 부착한 다음, 실험실에서 몇 주 동안 대량 증식하여 환자에게 다시 주입한다.[2]

사이토카인(cytokine)은 면역세포에서 만들어지는 단백질로 면역 시스템의 성장과 활동을 통제하는 역할을 하는데, 면역세포의 암세포 공격능력을 향상시키고, 암세포 성장을 억제하는 기능을 가진 인터페론 알파(IFN-α)와 면역세포의 성장과 분열을 도와주는 인터루킨-2의 두 종류가 암 치료에 이용되고 있다.[3]

암 백신을 암의 예방과 치료에 이용하기도 한다. 바이러스에 의해 걸리는 암은 바이러스의 백신으로 예방할 수 있어서 유두종 바이러스(HPV) 백신으로 자궁경부암, 항문암, 식도암을, B형 간염 바이러스(HBV)의 백신으로 간암을 예방한다. 암세포로부터 만들어지는 암 백신을 암 치료에 이용하기도 하는데, 백신과 동일한 암에 대해 면역반응을 강화하는 효과가 있다.[4]

---

1) Cancer.net, Understanding Immunotherapy, Monoclonal antibodies

2) 미국 국립암연구소(National Cancer Institute), Immunotherapy: Using the immune system to treat cancer, CAR T-cell therapy

3) Wikipedia, Cancer immunotherapy, Cytokine therapy

4) 미국 국립암연구소(National Cancer Institute), Immunotherapy: Using the immune system to treat cancer, Cancer treatment vaccines

암 살해 바이러스(oncolytic viruses)는 실험실에서 암세포를 죽일 수 있도록 유전자를 조작한 바이러스를 말하는데, 면역시스템이 암세포를 공격하게 만들기도 한다.[5]

면역치료는 정상세포를 죽이거나 암세포가 내성을 가지는 것과 같은, 기존의 치료방법이 가지고 있는 치명적인 부작용은 많지 않아서 진일보한 측면이 있다. 키트루다(Keytruda)를 비롯한 일부 면역치료제의 부분적인 성공사례가 알려지고 있고,[6] 신약 개발을 위한 연구가 매우 활발하지만, 아직은 모든 암환자가 바로 도움을 받을 수 있는 상황은 아니며, 비용도 적지 않다.

면역치료가 암 치료에 얼마나 기여할지는 좀 더 지켜봐야 알겠지만, 꼭 기억해야 할 일이 있다. 면역치료는 치료 받는 동안 일시적으로 면역시스템을 작동시키는 것이지 면역시스템을 정상화하는 것은 아니다. 면역치료의 덕분에 암이 일시적으로 없어지더라도 암세포는 누구나 매일 수천 개씩 생기기 때문에 면역시스템이 정상적으로 작동하지 않으면 암은 언제든지 재발할 수 있다.

비상상황에서 일시적으로 '치료'라는 도움을 받더라도 암으로부터 내 몸을 지키는 왕도는 평소의 생활에서 발암물질 노출을 줄이고, '암 도우미'의 생활을 버리며, '생명 도우미'의 삶을 생활화하여 생명시스템을 회복하는 것임을 기억해야 한다.

(아시아경제신문 2018.5.4)

---

5) Cancer.net, Understanding Immunotherapy, Oncolytic virus therapy

6) 다음백과, 키트루다

25

암 전이는 정신 차릴 마지막 기회

암 환자들에게 가장 두려워하는 두 단어를 들라면 전이와 재발일 것이다. 암에 걸리면 환자와 가족 모두에게 충격을 주기 마련인데, 여기에 전이나 재발이 더해지면 충격이 더해져 매우 비관적인 상황에 빠지게 된다. 역설적이지만 암이 전이나 재발되었다는 사실을 알게 되는 순간이 바로 정신 차릴 마지막 기회가 될 수 있다.

암이 커지면 1차적으로 주변 조직으로 확산되고, 종양에서 분리된 일부 암세포는 2차적으로 혈관이나 림프관을 따라 이동하여 새로운 조직이나 장기에 정착하고 성장하여 새로운 종양을 만드는데 이것이 전이다. 전이된 암은 전이된 장기에서 처음 발생한 암과는 성질이 다르기 때문에 위암이 간으로 전이되면 간암이라 부르지 않고, 원래 이름을 사용하여 '전이된 위암'이라 부른다.

혈관이나 림프관을 따라 이동하는 암세포는 혈관이나 림프절에서 면역세포의 공격을 받아 대부분 죽임을 당하기 때문에 암은 쉽게 전이되지 않는다. 면역력이 약해지면 암이 전이될 가능성이 높아지므로 암환자가 면역력을 유지하는 것은 대단히 중요하다.

암세포는 혈관이나 림프관을 따라 이동하여 전이되기 때문에 처음 암이 생긴 곳에서 혈액이 흐르는 가장 가까운 장기와 림프절에 잘 전이된다. 뼈와 간, 허파에 가장 흔하고, 뇌와 복막, 부신 등 몇 군데에만 발생한다. 위암이나 대장암이 간이나 허파, 복막으로 전이되고, 유방암은 겨드랑이 림프절에, 많은 암이 폐에 전이되는 것처럼 암별로 전이되는 곳이 대체로 일정하다.[1]

전이된 암은 크기가 작을 때는 별다른 증상이 없지만, 커지면 전이된 위치에 따라 여러 증상이 나타난다. 뼈에 전이되면 통증과 골절이 나타나고, 뇌에 전이되면 두통과 발작, 현기증이 나타나며, 허파에 전이되면 숨이 가쁘고, 간에 전이되면 황달이 나타나거나 복수가 차서 배가 부풀게 된다.

암의 진행정도를 병기라고 하는데, 흔히 처음 발생부위에만 있는 경우를 0기, 근처 조직에 깊이 자라지 않고, 림프절이나 다른 부위에 확산되지 않은 작은 암을 1기, 암이 커져 근처 조직에 깊숙이 자라고, 림프절에 확산된 암을 그 정도에 따라 2기와 3기, 다른 장기나 부위까지 전이된 경우를 4기로 구분한다.

다른 장기나 부위까지 전이된 암을 4기로 구분하는 뜻은 전이된 암에 대한 현대의학의 치료성과가 좋지 못하기 때문이다. 전이된

---

1) 미국 국립암연구소(National Cancer Institute), Metastatic cancer

암에 대한 치료는 대부분 암을 낫기 위해서라기보다는 진행속도를 늦추거나 증세를 완화하거나 수명을 연장하기 위한 경우가 일반적인데, 안타깝게도 이러한 치료는 그 성과마저 제대로 검증되지 않아서 얻을 것이 별로 없다.

이럴 때 성과를 기대할 수 없는 치료에 대한 미련을 버리고, 늦었지만 몸 안의 면역기능을 회복하여 자연치유할 수 있는 마지막 기회를 붙잡아야 한다. 암에 걸리고 악화될 수밖에 없었던 '암 도우미'의 생활을 버리고, '생명 도우미'의 삶을 생활화하여 면역력을 회복하여야 한다.

우리 주변에는 면역력이 회복되어 암이 자연치유되는 사례, 특히 전이된 4기 암환자가 치유되는 사례도 드물지만 볼 수 있다. 약물과 같은 어떤 물질에 의존하지 않고, 면역세포가 가장 좋아하는 방법으로 생활습관을 개혁하는 것이 매우 중요하다. 우리나라에는 생활습관의 개혁을 체계적으로 지도하여 좋은 성과를 거두는 시설이 여러 군데 있다.

암이 전이되기 전에 생활을 개혁하면 더 좋지 않느냐고? 물론 더 좋다. 조금이라도 덜 진행되었을 때 생활을 바꾸면 자연치유 가능성은 당연히 더 높다. 암에 걸리기 전에 개혁하면 암을 예방할 수 있어 더더욱 좋다.

(아시아경제신문 2018.5.11)

26

암 재발이 두렵다면

암 치료를 받는 사람들은 하루라도 빨리 완치되었다는 말을 듣고 싶어 한다. 그렇지만 절제수술이나 화학항암치료, 방사선치료 또는 표적치료를 받고나서 의사들로부터 완치라는 말을 듣기는 쉽지 않다. 치료받고 얼마쯤 지난 뒤에 검사결과 암이 없어져 보이지 않으면 완치라는 말 대신 완전관해(complete remission/response)라는 용어를 사용한다.

암 치료 받고 정밀검사에서 완전관해로 확인되더라도 암이 나았다고 보기는 이르다. 암은 치료받은 뒤 2년 전후에 재발하는 경우가 흔하며, 드물게는 5년 이후에 재발하기도 하는데, 대체로 빨리 재발할수록 심각한 경우가 많다. 암환자와 가족들은 재발의 두려움을 떨쳐내기 어렵기 때문에 재발 가능성이 비교적 높은 기간 내내 검진을 받는 것도 상당한 스트레스를 준다.

재발하는 암은 재발하는 위치에 따라 세 가지 형태로 구분한다. 처음 발생한 장소에서 재발하면 국부 재발(local recurrence), 가까이에 있는 림프절이나 조직에서 재발하면 구역 재발(regional recurrence), 허파나 간, 뼈, 뇌의 경우처럼 멀리 떨어져 있는 다른 부위에서 재발하면 원격 재발(distant recurrence)이라 부른다.

절제수술을 받고 재발하는 암은 수술할 때 암세포를 완전히 제거하지 못하고 남아 있는 암세포가 새로운 종양으로 성장하는 경우와 다른 부위로 이동한 암세포가 너무 작아(미세전이) 검사에서 찾지 못했다가 나중에 종양으로 성장하는 경우가 있다. 의사들은 절제수술할 때 암세포가 남아있을 가능성을 낮추기 위해 많이 절제하려 하지만, 작은 암을 모두 제거하는 데는 한계가 있다.

화학항암치료나 방사선치료, 표적치료를 받고 정밀검사에서 암이 보이지 않는 완전관해 상태에서도 암이 재발하는 경우가 많다. 이러한 치료들은 근본적으로 암세포를 모두 죽이기는 어렵기 때문에 남아있는 암세포가 시간이 지나면서 성장하면 암은 재발한다.

화학항암제는 분열 중에 있는 암세포를 죽이는데, 모든 암세포가 동시에 분열하는 것은 아니기 때문에 일부 암세포는 살아남는다. 항암제를 반복해서 사용하면 살아남는 암세포를 줄일 수는 있지만, 다 죽이기는 어렵다. 완전관해 상태에서도 면역세포가 남아있는 암세포를 제거하지 못하면 암은 재발하는데, 항암치료로 기능이 약해진 면역세포가 남아있는 암세포를 다 죽이기는 어렵다.

암 재발의 또 다른 원인은 암세포의 내성(resistance)이다. 암세포는 화학항암제나 표적항암제와 같은 약물을 사용하여 치료할 때 이러한 약물에 잘 죽지 않는 방향으로 유전자변이를 일으켜 내성을 나타내는데, 이러한 내성 때문에 살아남는 암세포가 성장하면 암은 재발한다.

재발한 암의 치료에는 낫기 위한 치료뿐만 아니라 보완적인 치료나 증세완화 치료 또는 신약의 임상시험 치료도 포함되는데, 치료 결과는 암을 처음 치료할 때보다 좋지 않을 가능성이 많다. 더구나 어두운 치료 전망 때문에 환자들은 두려움이나 분노, 걱정, 우울, 절망, 비난 등 부정적이고 비관적인 감정을 갖기 쉬워서 암은 빠르게 악화될 소지가 많다. 예방이 중요한 이유다.

암의 재발을 예방하는 방법은 암을 예방하는 방법은 물론, 암에 처음 걸리거나 재발하였을 때 자연치유하는 방법과 똑같다. 차이가 있다면, 암에 걸린 적이 있거나 투병중인 사람은 약해진 면역력을 회복하기 위하여 더 열심히 노력해야 한다는 것이다. 발암물질에의 노출을 줄이고, 암에 걸리고 악화될 수밖에 없었던 '암 도우미'의 생활을 버리며, '생명 도우미'의 삶을 생활화하여 한다.

(아시아경제신문 2018.5.18)

27

암 가족력을 무력화시키는 가족문화

    미국의 유명 영화배우 안젤리나 졸리는 몇 년 전 유방암을 예방하기 위해 37세에 유방 절제수술을 받았고, 2년 뒤에는 난소와 나팔관 절제수술도 받았다. 그녀의 어머니와 외할머니는 각각 56세와 41세에 모두 난소암으로 사망하였고, 이모는 61세에 유방암으로 사망하였으며, 그녀는 유방암에 걸릴 확률이 87%, 난소암에 걸릴 확률이 50%라는 진단을 받았기 때문이다.

    암은 유전될까? 어떤 집안에는 암에 걸린 사람이 유난히 많아서 암도 유전된다고 생각하기 쉬운데, 흔히 이를 가족력으로 설명한다. 엄밀히 말하면 암은 유전병처럼 환자의 자녀에게 직접 유전되는 병은 아니지만, 부모의 난자나 정자에 들어있는 변질된 유전자가 자녀에게 유전되면 암에 걸릴 위험은 높아진다.

    인간의 세포에 들어있는 약 25,000개의 유전자 가운데 암세포는 보통 여섯 개 이상의 유전자가 변질되는 것으로 알려져 있는데, 그 가운데 암과 관련하여 중요한 역할을 하는 두 가지 형태의 유전자가 있다. 하나는 종양 촉진 유전자(oncogenes)이고, 다른 하나는 종양 억제 유전자(tumor suppressor genes)다.

세포에는 세포의 정상적인 성장을 도와주는 유전자가 있는데, 세포의 분열이 필요할 때만 활성화되어야 할 이 유전자가 변질되어 항상 활성화되어 있으면 세포를 지나치게 성장하게 만드는 종양 촉진 유전자가 되어 암에 걸릴 위험이 높아진다.

종양 억제 유전자는 세포의 분열을 늦추고, 손상된 DNA를 수리하며, 건강하지 않은 세포의 자멸을 돕는 유전자인데, 이 유전자가 변질되어 종양의 성장을 억제하는 기능이 활성화되지 않으면 암에 걸릴 위험이 높아진다.

TP53 유전자를 포함한 100여종의 종양 억제 유전자 가운데 BRCA 유전자가 변질되어 잘 활성화되지 않으면 유방암과 난소암에 걸릴 확률이 높아지는데, 변질된 BRCA 유전자가 부모로부터 유전될 수도 있고, 출생 이후에 이 유전자가 변질될 수도 있다. 안젤리나 졸리는 가족력으로 볼 때 부모로부터 변질된 BRCA 유전자를 물려받은 것으로 보인다.

가족력을 유전으로만 해석하면 질병의 원인을 오해할 소지가 있다. 가족들은 환경과 생활습관을 포함한 많은 요소들도 공유하는데, 이러한 요소들은 가족들의 각종 질병에 큰 영향을 주며, 암도 마찬가지다. 종양 촉진 유전자와 변질된 종양 억제 유전자를 부모로부터 물려받을 수 있지만, 같은 생활환경 때문에 후천적으로 가족들에게 동일한 유전자 변질이 일어날 수도 있다.

따라서 어떤 가정에 암환자가 많이 발생하는 원인에는 선천적인 경우와 후천적인 경우가 혼재하는데, 선천적인 경우는 많지 않고, 후천적인 경우가 대부분으로 알려져 있다. 부모로부터 물려받은 변질된 유전자가 암의 원인인 경우는 미국 5~10%,[1] 영국 2~3%로 추정하고,[2] 나머지 대부분의 암은 후천적으로 변질된 유전자 때문으로 추정한다.

미국과 영국의 사례로 볼 때 우리나라도 부모로부터 물려받은 변질된 유전자 때문에 암에 걸리는 비율은 높지 않을 것으로 생각된다. 어떤 가족에서 암이 많이 걸리는 이유는 유전적인 요인보다는 흡연이나 음주와 같이 종양 촉진 유전자를 많이 만들고, 종양 억제 유전자를 변질시키는 '암 도우미' 생활을 가족이 함께하기 때문인 경우가 훨씬 많을 것이다.

유난히 암에 많이 걸리는 가족이 있다면 가족력이라는 단어에 기죽지 말고, 종양 억제 유전자를 변질시키는 생활요소를 찾아내 개선하는 '건강한 가족문화'를 만들어야 한다. 안젤리나 졸리처럼 변질된 종양 억제 유전자를 타고나더라도 발암물질에의 노출을 줄이고, '암 도우미'의 생활을 버리며, '생명 도우미'의 삶을 생활화하면 우리 몸은 우리에게 암 예방으로 보답할 것이다.

(아시아경제신문 2018.5.25)

---

1) 미국암협회(American Cancer Society), Family Cancer Syndromes

2) 영국암연구소(Cancer Research UK), Family history and inherited cancer genes

28

암 검진이 생명을 지켜줄까

암이 부쩍 많아진 요즘, 늦게 발견되는 바람에 너무 진행되어 손을 쓸 수 없게 되었다는 말을 자주 듣는다. 암은 어느 정도 클 때까지는 대체로 별다른 증상이 없어서 어떤 증상이 나타날 때는 많이 진행되어 있는 경우가 흔하다. 조기발견을 위한 암 검진의 중요성을 강조하는 의료계의 주장이 의료정책에 많이 반영되고 있는데, 암 검진은 우리의 생명을 얼마나 지켜줄 수 있을까?

암 검진은 어떤 증세가 나타나기 전에 암을 찾아내 암을 예방하고 빨리 치료하여 치료 효과를 높이는 것이 목적이다. 이 목적을 달성하려면 가능한 한 빠르고 정확하게 암을 찾아내 성공적으로 치료할 수 있어야 하는데, 아직까지 암 검진과 치료는 둘 다 완벽하지 못하기 때문에 암 검진이 항상 최선은 아니다. 검진의 편익이 검진의 위험과 비용보다 클 때에만 받는 것이 바람직하다.

암 검진에는 혈액검사와 소변검사, 영상의학검사 등 여러 방법을 사용하는데, 영상의학검사에 사용되는 이온화 방사선은 국제암연구소가 지정한 1그룹 발암물질로[1] 건강한 사람도 암을 일으킬 위험이 있으므로 방사선 검사를 자주 받는 것은 좋지 않다. 암에 걸려 있을 가능성이 높고, 편익도 큰 경우에만 제한적으로 받아야 한다.

또한 암 검진의 편익과 위험을 비교할 때 반드시 고려해야 할 사항으로 오진 가능성이 있다. 걸리지 않았는데 걸린 것으로 잘못 진단하면 조직검사와 같은 추가검사가 이어지는데, 추가검사는 육체적으로 힘들게 하고, 정신적으로 스트레스와 근심걱정을 주며, 비용도 적지 않다. 오진 때문에 불필요한 검사를 받게 되는 셈인데 특히 위험을 수반한 추가검사는 문제다.

암에 걸렸는데 걸리지 않은 것으로 잘못 진단하는 것도 자주 보는 오진이다. 조기 치료를 못 받는 것도 문제이지만, 한 동안 검진을 받지 않게 되므로 발견이 늦어지는 문제도 있다. 1cm이하의 작은 암을 찾아내기가 현실적으로 쉽지 않은 기술적 한계도 있다.

암을 찾아내도 실익이 별로 없는 상황에서 하는 과잉검진도 문제다. 노인들의 유방암이나 전립선암처럼 천천히 자라는 암은 걸린지 모르고 마음 편히 사는 것이 더 좋은 경우가 많은데, 완벽하게 치료하기도 쉽지 않고 치료할 필요도 별로 없는 암을 군이 찾아내 고통과 스트레스를 주고, 많은 비용이 드는 치료를 받게 하는

---

1) 국제암연구소(International Agency for Research on Cancer (IARC)), Agents Classified by the IARC Monographs, Volumes 1-120

것은 심각한 문제다.

암에 걸린 사실이 확인되더라도 마땅한 치료방법이 없거나 말기 신부전증처럼 만성질환의 말기 상태에 있어 기대수명이 얼마 남지 않은 환자의 암 검진도 문제다. 치료할 수 없는 치명적인 암에 걸린 사실을 확인하는 검진은 정신적·정서적으로 고통을 주어 삶의 질을 떨어뜨릴 뿐이다. 매우 노약한 사람에게 암 검진을 하는 것이 부적절한 이유다.

몸에 암이 있어도 그다지 해롭거나 위험하지 않은 경우도 있다. 우리에게는 여성들의 갑상선암을 열심히 찾아내 무분별하게 절제 수술하여 평생 동안 갑상선 호르몬을 먹게 만들던 시절이 있었다. 2000년 2,806명이던 여성 갑상선암 발생자는 2010년 3만 명을 넘었고, 2011년부터 3년간 35,000명 안팎을 유지하다 2015년에야 2만 명 아래로 떨어졌다.

조기 발견하여도 치료 결과가 별로 달라지지 않는 경우도 있다. 이럴 때는 암에 걸린 사실을 알고 사는 기간만 길어지는데 이를 조기발견 기간 편향(lead-time bias)이라 한다. 조기 검진으로 암을 발견하면 3년 살 수 있고, 1년 뒤 발견하면 2년 살 수 있는 경우에 조기 검진은 암에 걸린 사실을 일찍 알게 되어 불편한 마음으로 사는 기간만 길게 만드는 효과가 있다.

암 검진이 조기 치료에 도움이 될 때도 있지만, 검진이 가진 위

험과 한계를 감안할 때 검진에 지나치게 의존하는 것은 좋은 전략
이 못 된다. 암 검진은 그 편익이 위험과 비용보다 클 때 제한적으
로 받되, 발암물질에의 노출을 줄이고, '암 도우미'의 생활을 버리
며, '생명 도우미'의 삶을 생활화하여 암을 예방하고 자연치유하는
것이 최선임을 잊지 말자.

(아시아경제신문 2018.6.1)

29
암환자의 사망 원인

　사람들은 암환자가 죽으면 당연히 암 때문에 죽은 것으로 생각하기 쉽다. 암의 위력을 고려하면 그런 생각을 하는 것도 무리가 아니다.

　암세포는 내 몸의 세포이기 때문에 변질은 되어 있지만 세균처럼 사람을 직접 공격하여 죽이지는 않는다. 일부 유전자가 변질되어 본래의 기능을 하지 않으며, 지나치게 빨리 성장하기 때문에 정상세포가 사용할 자리와 영양소를 차지하여 건강한 조직이나 장기가 더 이상 제 기능을 못하기 때문에 결과적으로 사람이 죽게 된다.

　위나 대장과 같은 소화기에 암이 생겨 막히면 음식이 제대로 통과하지 못하고, 소화 기능이 떨어져 영양소가 제대로 흡수되지 못하므로 환자는 영양실조에 걸리게 된다. 허파에 암이 생겨 건강한 허파 조직이 얼마 남지 않거나 허파의 일부가 막히면 산소가 원활하게 공급되지 않으며, 망가진 조직이 세균에 감염된다.

뼈에 암이 생기면 많은 칼슘이 혈액으로 나와 의식을 잃고 사망에 이르게 되며, 골수에 암이 생기면 건강한 적혈구와 백혈구의 생산이 부족하여 빈혈에 걸리고 세균과 싸우기 어려워진다. 간에 암이 생겨 화학적인 균형이 무너지면 혼수상태에 빠진다. 뇌에 암이 생기면 기억이나 균형에 문제가 생기거나 뇌출혈이 올 수 있으며, 어떤 신체 부위의 기능이 상실되어 혼수상태에 빠지게 된다.

이처럼 암환자가 죽는 것은 뇌나 허파, 간, 췌장처럼 생명유지와 직결되는 핵심적인 기능을 하는 주요 장기나 조직의 기능이 암으로 인하여 심각하게 손상되었을 때 나타나는 현상이다. 영양소를 흡수하여 모든 세포에 공급하고 산소를 모든 세포에 공급하는 기능이 암으로 심각하게 손상되면 신진대사가 이루어지지 않으므로 사람은 살 수 없다.

반면에 갑상선암이나 유방암, 전립선암처럼 생활은 불편하지만 비교적 생존기간이 긴 암들도 있다. 이런 암들은 어느 정도 커지더라도 핵심적인 기능을 하는 주요 장기로 전이되지만 않으면, 생명유지에는 큰 문제가 없는 경우가 많다. 미국에서는 죽은 사람을 부검할 때 죽음의 원인과 직접 관련이 없는 암이 발견되는 경우가 많다고 한다.

이러한 사실들은 연구결과로도 확인되고 있다. 2016년에 발표된 암환자의 사망원인에 관한 미국의 한 연구에 따르면 폐암과 췌장암, 뇌종양 환자는 그 암 때문에 죽을 가능성이 80% 안팎으로 매우 높다. 간암과 담낭암, 식도암, 위암, 난소암, 골수암 환자도 확률은 다소 낮지만, 그 암으로 죽을 가능성이 50% 이상으로 상당히 높다.

반면에 갑상선암과 전립선암, 유방암, 고환암 환자는 그 암 때문에 죽을 가능성이 대체로 30%이하로 낮고, 혈관질환을 비롯한 암 이외의 원인으로 죽을 확률이 50% 이상으로 더 높으며, 꾸준히 높아지고 있다. 폐암과 췌장암, 뇌종양을 제외한 대부분의 암들은 암 이외의 원인으로 죽을 확률이 꾸준히 높아지고 있다.

이 연구가 시사하는 바는 암환자가 모두 그 암 때문에 죽지는 않으며, 특히 죽을 가능성이 높지 않은 암에 걸린 환자는 암으로 죽을 가능성보다 다른 원인으로 죽을 가능성이 더 높기 때문에 무조건 암 치료에 목을 매는 것은 현명하지 못하다는 것이다.

암 치료 받다가 치료의 부작용으로 합병증이 생겨 죽는 안타까운 경우도 많다. 영국 공공건강청과 국립암연구소에 따르면 폐암 환자의 8.4%와 유방암 환자의 2.4%는 항암치료를 시작한지 30일도 안되어 죽었다. 우리나라에서도 항암치료나 방사선치료 받고 면역력이 약해져 암 아닌 다른 원인으로 죽는 경우를 쉽게 볼 수 있다. 잘못된 암 치료는 오히려 생명을 단축할 수도 있음을 잊어서는 안 된다.

(아시아경제신문 2018.8.24)

30

암 치유는 내 몸 사랑으로부터

개구리를 뜨거운 물에 집어넣으면 용수철처럼 바로 튀어 나오지만, 미지근한 물에 넣어서 서서히 뜨겁게 하면 익어 죽는다고 한다. 사람도 별로 다르지 않은 것 같다. 큰 불편이나 문제가 발견되지 않으면, 잘못된 생활습관으로 몸이 서서히 병들어 가는 것을 모른 채 익숙해진 생활방식을 좀처럼 바꾸려 하지 않는다. 그러다가는 치유하기 어려운 질병에 걸려 하나뿐인 목숨을 잃을 수도 있는데 말이다.

질병은 축복과 재앙이라는 두 얼굴을 가지고 있다. 질병의 원인을 깨달아 고치는 기회로 삼으면 축복이 되고, 기회를 놓치고 건강을 잃는다면 재앙이 되는데, 축복이 될지 재앙이 될지는 오직 나의 선택에 달려있다. 질병은 병원이나 의사가 고쳐줄 거라는 고정관념에 빠져 있기 때문에 안타깝게도 축복을 선택하는 사람은 많지 않다. 질병의 원인을 찾아내서 고치려 하기 보다는 소중한 생명을 의사의 처분에 맡기는 선택을 한다.

어떤 문제가 생겼을 때 그 문제에 대한 가장 좋은 처방은 원인을 찾아서 해결하는 것이다. 이 원리는 건강에도 당연히 적용된다. 영양실조 때문에 어떤 질병에 걸렸다면 식사를 잘하면 쉽게 해결될 터인데, 복잡한 검사를 받아서 부족한 영양소를 파악한 다음, 약으로 영양을 공급하여 질병을 치료하고 나서 병원에 가길 잘했다고 할 수 있을까?

사람들은 내 몸에 좋은 것은 소홀히 하고, 내가 좋아하는 것을 고집하며 살아간다. 맛있다는 이유로 몸에 좋지 않은 음식을 필요 이상으로 많이 먹고, 내 입에 맞지 않으면 몸에 필요한 음식도 먹지 않으려 한다. 이처럼 나의 취향에 집착하여 살아간다면, 군주가 백성의 마음을 헤아리지 않고 자기 마음대로 다스리는 것과 무엇이 다르며, 과연 그런 나라가 부강할 수 있을까?

행복에 관한 수많은 연구들은 '행복은 쾌락적 행복(hedonic well-being)이든 고귀한 행복(eudaimonic well-being)이든 스트레스와 우울함을 감소시켜 육체적·정신적 건강을 증진시킨다'는 생각에 오랫동안 머물러 있었다. 그런데 돈이 많아서 먹고 싶은 것 다 먹고, 하고 싶은 것 다하고 사는 부자들은 훨씬 건강하여 질병에도 잘 걸리지 않을까? 꼭 그런 것 같지는 않다.

최근에 이를 뒷받침하는 연구결과가 발표되었다. 프리드릭슨(Barbara L. Fredrickson)과 그녀의 동료들의 연구에 따르면, 훌륭한 식사를 즐기며 얻는 만족과 지역사회 봉사활동에 참여하여 얻는 행복은 면역세포의 반응에서 큰 차이를 보였다. 쾌락적 행복을 추구하는 전자의 경우에는 다양한 질병과 관련 있는, 염증을 일으키는 유전자의 반응이 매우 활발해지고, 면역세포의 활동은 감소한 반면, 고귀한 행복을 추구하는 후자의 경우에는 반대의 결과를 보였다.

과학의 발전으로 질병의 원인이 조금씩 밝혀지면서 질병으로부터 자유로워지는 길이 명확해지고 있다. 원인을 무시하고 인간이 만든 약이나 방법으로 증세를 완화시켜 병을 치유하기가 얼마나 어려운지도 수없이 확인되고 있다. 내가 좋아하는 것을 조금씩 포기하고, 내 몸이 좋아하는 것을 선택하며, 나아가 내 가족, 내 이웃이 좋아하는 것을 선택하여 살아간다면 그것이 바로 생명스위치를 켜서 건강을 지키고, 암을 포함한 각종 질병으로부터 해방되는 생명의 길임을 잊지 말자.

(아시아경제TV 2016.10.14)

3 장

혈관질환과 당뇨병, 비만, 고지혈증의 예방과 치유

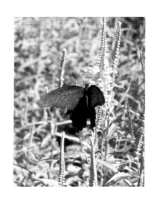

31
홀대받는 생명줄, 혈관

    우리 몸에서 가장 바쁜 기관이 어디냐는 질문은 전형적인 우문인데 재미있는 답을 하나 만나게 되었다. 쉬지 않고 일한다는 의미나 활동량으로는 심장, 기능으로는 간, 포도당과 산소의 소비량, 혈액 공급량, 에너지 소비량으로는 뇌란다. 우리 몸에서 중요하지 않은 곳은 하나도 없으니 정확한 답을 정하기는 어렵지만, 세포가 기능하는 원리에 대해 생각해 보는 것은 의미 있는 일이다.

    모든 세포는 어떤 기능을 하든 반드시 에너지를 필요로 하는데, 그 에너지는 세포 안에 있는 미토콘드리아라는 이름의 발전소에서 생산한다. 세포는 음식에서 흡수한 포도당, 아미노산, 지방산과 같은 영양소와 산소를 원료로 공급받아 에너지를 생산하고, 노폐물로 만들어지는 이산화탄소(CO_2)와 물(H_2O), 요소는 내 보내는데 이때 원료와 노폐물을 운반하는 것은 순환계의 몫이다.

    순환계는 피를 순환시켜 영양소와 산소, 노폐물은 물론, 각종 호르몬, 그리고 소금, 황산, 염산과 같은 각종 전해질을 운반하여 세포의 신진대사를 지원하고, 수소이온농도를 안정시키며, 몸의 항상성을 유지하게 한다. 또한 면역세포인 백혈구를 이동시켜 세균 감염이나 상처의 발생을 감시한다. 피부 가까이에 있는 혈관의 확장과 수축을 통하여 체온을 조절하는 기능도 한다.

순환계는 심장 혈관계와 림프계의 둘로 구분할 수 있는데, 심장 혈관계는 심장과 혈관, 피로 구성되어 있으며, 피는 혈관을 통해서만 이동한다. 모든 세포는 혈관과 연결되어 있어서 혈관을 한 줄로 이으면 약 10만km로 지구둘레를 두 바퀴 반 돌 만큼 길다.

이처럼 혈관은 우리 몸에서 영양소와 산소를 포함한 모든 물질이 이동하는 통로이다. 도로와 철도, 하늘 길, 뱃길, 골목길, 송유관, 가스관, 전기선, 상하수도관을 모두 합친 기능을 하는 생명줄인 셈이다. 혈관에 문제가 생겨 필요한 물질의 공급이 이루어지지 않으면 문제가 생긴 혈관의 위치에 따라 5분 이내에 생명이 위태로울 수도 있고, 부분적으로 기능이 마비될 수도 있다.

우리 몸의 어떤 조직도 필요한 영양소와 산소, 물질의 공급, 그리고 노폐물의 배출이 원활히 이루어져야 정상적으로 작동할 수 있으므로 좋은 혈관을 유지하는 것은 건강에 필수적이다. 혈관질환은 주로 혈관 벽에 지방과 같은 물질이 쌓여 혈관이 좁아지는 동맥경화로부터 출발하여 고혈압으로 발전하는데, 특히 심장이나 뇌의 혈관이 막히거나 터지면 사망에 이르는 경우가 많다.

세계보건기구에 따르면, 2015년 심장질환과 뇌졸중 사망자는 사망 원인 1위로 전 세계 사망자의 31.0%를 차지하여 암으로 인한 사망자 14.5%보다 훨씬 많은데,[1] 우리나라는 2015년 암 사망자가 27.9%로 심장질환, 뇌혈관질환, 고혈압 등 전체 혈관질환 사망자 21.0%보다 훨씬 많다.[2]

또한 혈관질환 사망자는 암 사망자보다 투병기간이 대체로 짧으며, 고통도 적고, 뇌졸중이나 고혈압 환자는 상당기간 생명에 지장이 없는 경우도 많을 뿐만 아니라 아직까지는 혈관질환 환자의 숫자도 적어서 우리는 혈관질환에 대한 두려움이나 관심이 암보다 적은 편이다.

그렇지만, 2016년 고혈압 환자가 752만 명에 이르고, 2년 전보다 6.4%, 8년 전보다 27.5% 증가하여[3] 증가추세가 이어지고 있는 것을 볼 때 혈관을 망가뜨리는 잘못된 생활습관이 지속되고 있음을 부정하기 어렵다. 싱싱한 혈관을 바탕으로 우리의 건강을 지키기 위해 잘못된 생활습관을 과감히 고쳐나갈 때다.

(아시아경제신문 2017.7.15)

---

1) 세계보건기구(World Health Organization), News, Fact sheets, Top 10 causes of death

2) 통계청, 2015년 사망원인 통계(2016.9.27. 보도자료), p.8

3) 건강보험심사평가원, 고혈압·당뇨병, 동네의원 정해놓고 꾸준히 진료 받으세요!(2017.3.27. 보도자료), p.2

32

심근경색을 이기는 길

혈관에 생긴 문제로 우리의 생명을 위협하는 가장 무서운 질병은 단연 심근경색을 포함한 심장질환과 뇌졸중을 포함한 뇌혈관 질환이다. 전 세계 사망자의 31.0%, 우리나라 사망자의 19.2%가 이 질환으로 사망한다.[1] 이 질환들은 어느 날 갑자기 생기지 않으며, 가벼운 혈관질환들이 극도로 악화되었을 때 비로소 나타나는데, 일단 발병하면 치료하기가 매우 어렵고, 사망할 가능성이 높다.

최근 들어 심근경색으로 죽을 뻔 했다가 검진과 스텐트 시술 기술의 발전으로 더 살게 되었다며 좋아하는 사람을 가끔 만난다. 이런 사람들에게 의료기술의 발전은 감사할 일이지만, 운 좋게 막힌 곳을 뚫어 주었다고 해서 망가진 혈관이 정상으로 돌아온 것이 아님을 잊어서는 안 된다. 홍수 났을 때 터진 뚝 하나 임시방편으로 고친다고 만사 OK는 아니며, 언제 또 터질지 모른다.

---

1) 통계청, 2015년 사망원인 통계(2016.9.27. 보도자료), p.8

혈관질환은 별 생각 없이 혈관에 쓰레기를 버리는 생활에서 시작된다. 고속도로와 일반 도로, 골목길, 철도, 하늘 길, 뱃길, 전기선, 송유관, 가스관, 상하수도관에 쓰레기가 잔뜩 널려있는 상황을 상상해 보라. 버려진 쓰레기들은 10만km의 혈관을 돌아다니다 곳곳에서 혈관을 굳게 하는 동맥경화를 일으키고, 혈전을 만들어 피의 흐름을 막으며, 혈압을 올려 혈관을 터지게 한다.

동맥의 벽이 두꺼워지고, 혈관이 굳어지며 탄력을 잃는 현상을 동맥 경화라고 한다. 콜레스테롤이나 지방 침착물, 세포 폐기물 등이 동맥 안에 쌓여 동맥경화가 발생하면 혈관이 좁아져 기관이나 조직에 흐르는 피가 줄어든다. 심장에 산소와 영양소를 공급하는 관상동맥에 동맥경화가 심화되면 혈관이 막혀 심근경색을 일으키고, 뇌동맥에 발생하면 혈관이 좁아져 뇌졸중이 발생할 수 있다.

몸에 상처가 날 때 피 속에 들어있는 혈소판과 적혈구가 뭉치고 여기에 섬유소 단백질이 더해져 만들어지는 혈전은 피가 외부로 흐르는 것을 멈추게 하는 고마운 존재인데, 이 혈전이 혈관 안에 생기면 피의 흐름을 방해한다. 혈전이 동맥에서 생기면 중요한 기관에 피의 공급이 줄어들어 기능에 문제가 생긴다. 동맥경화를 일으키는 지방 침착물은 혈전 위험도 증가시킨다.

동맥경화나 혈전, 고혈압과 같은 혈관질환의 초기 증상들은 대체로 두려움의 대상이 아니다. 상당히 진행될 때까지 모르고, 검사를 받으려고도 하지 않는다. 고혈압은 쉽게 발견되지만, 약만 먹으면 단기간에 악화되지 않으므로 평생 약을 먹으려니 생각하기 쉽다. 이것이 혈관질환의 함정이다. 안타깝게도 이 함정에서 빠져나오지 못하고, 쓰레기를 지속적으로 버리는 사람들이 많다.

혈관에 쓰레기가 점점 많아져 혈관질환이 악화되면, 모든 세포에게 영양소와 산소, 호르몬을 공급해주고 세포의 폐기물을 처리하는 혈관의 기능에 문제가 생기는데, 이런 현상이 심장에서 생기면 심근경색, 뇌에서 생기면 뇌졸중이 된다. 심근경색이나 뇌졸중과의 싸움에서는 운 좋으면 응급상황에서 의료기술의 도움을 약간 받을 수 있지만, 대체로 좋은 결과를 기대하기 어렵다.

심근경색이나 뇌졸중과의 싸움에서 이기는 길은 명확하다. 도저히 이길 수 없는 힘겨운 싸움이 예정된 마지막 라운드에 이르기 전에 혈관에 쓰레기 버리는 일을 멈추는 것보다 더 좋은 방법은 없다. 내 몸 건강과 가족의 행복을 소중히 여긴다면, 내 생각만을 고집하는 것을 양보하는 것이 현명하지 않을까?

(아시아경제신문 2017.7.21)

33

혈관에 버려지는 음식물 쓰레기

건강에 치명적인 심근경색이나 뇌졸중도 그 출발은 동맥경화나 혈전, 고혈압과 같은 가벼운 혈관질환(32편 참조)인데, 혈관질환은 음식이나 호흡을 통해서 들어온 어떤 물질들이 제때 처리되지 못하고 혈관에 쓰레기처럼 쌓일 때 생긴다. 이러한 쓰레기는 우리 몸에 존재하는 자연치유 시스템에 의해 어느 정도 처리되지만, 쓰레기가 처리용량을 초과하면 문제가 된다.

쓰레기더미를 만드는 첫 통로는 음식이다. 원래 음식을 먹는 이유는 몸에 필요한 영양소를 섭취하기 위해서이지만, 이 본질적인 이유보다는 오히려 맛이나 취향, 분위기, 유행, 원활한 사회생활과 같은 다른 이유로 선택할 때가 더 많다. 이렇게 선택하는 음식에 필요한 영양소가 적절히 들어 있으면 좋겠지만, 어떤 영양소는 부족하고, 어떤 영양소는 넘치는 경우가 허다하다.

혈관에 많은 쓰레기를 남기는 음식으로는 설탕이 으뜸이다. 설탕은 소화효소에 의해 포도당과 과당으로 분해되는데, 주로 간에서만 이용되는 과당이 간의 대사능력을 넘어서면 사용되지 못한 대부분의 과당은 지방으로 바뀌어 혈관 속에서 저밀도(LDL) 콜레스테롤과 중성지방을 증가시키고 고밀도(HDL) 콜레스테롤을 감소시켜 혈관질환의 주요 원인이 되며, 지방간, 당뇨병, 비만과 같은 각종 만성질환을 일으킨다(68편 참조).

포화지방과 트랜스지방, 저밀도(LDL) 콜레스테롤도 혈관에 많은 쓰레기를 남긴다. 동물성 지방에 많이 들어 있는 포화지방은 실온에서 고체로 존재하며 쉽게 굳는 특성이 있어 혈관 벽에 달라붙거나 덩어리를 만들어 혈관을 막기 때문에 혈관질환의 주요 원인이 되며, 혈액 속 저밀도 콜레스테롤을 높여 혈관질환을 가속시킨다(66편 참조).

불포화지방인 식물성 지방에 수소와 중금속 촉매를 넣어 만들어지는 트랜스지방은 유해한 저밀도 콜레스테롤을 증가시키는 동시에 유익한 고밀도 콜레스테롤을 감소시켜 심장질환이나 뇌졸중 같은 혈관질환과 당뇨병의 원인이 된다. 저밀도 콜레스테롤은 혈관 벽에 지방침전물(플라크)을 만들어 혈관을 좁고 굳게 만들어 동맥경화의 원인이 된다(66, 67편 참조).

과다섭취한 소금도 혈관 속 쓰레기 더미를 키운다. 피 속의 나트륨 농도가 높아지면 수분을 흡수하는 소금의 성질 때문에 수분량이 증가하여 혈압이 올라가는데, 혈압의 상승은 혈관 벽의 근육을 두꺼워지게 하여 혈관 내부가 좁아지므로 혈압은 더욱 상승하여 고혈압으로 발전한다. 위암발생을 증가시키고, 골다공증과 신장 결석의 원인이 되기도 한다(79편 참조).

음식 가운데 혈관에 많은 쓰레기를 남기는 것으로 알콜을 빼 놓을 수 없다. 세계보건기구에 따르면 1년 동안 전 세계 사망자의 5.9%인 330만명이 알콜 때문에 죽는데, 그 가운데 1/3은 혈관질환과 당뇨병으로 죽는다.[1] 알콜이 혈관을 막으면 필요한 조직에 산소가 부족하여 심장은 더 열심히 일해야 하기 때문에 혈압을 높이기도 한다(80, 81편 참조).

성인의 반 이상이 혈관질환이나 당뇨병, 비만 가운데 하나 이상을 앓고 있으며, 혈관질환 사망자가 가장 많은 미국에서는 1990년부터 5년마다 음식 가이드라인을 발표하고 있는데, 설탕과 포화지방은 각각 소요 칼로리의 10%, 소금은 하루 5.9g, 알콜은 성인 남성은 표준 음주량(15g)의 2배, 성인 여성은 표준 음주량 이하로 제한할 것을 권하고 있다.[2] 좋은 참고가 될 것 같다.

(아시아경제신문 2017.7.28)

---

1) 세계보건기구(World Health Organization), Management of substance abuse, Alcohol

2) 미국 USDA, Dietary Guidelines for Americans 2015-2020 p.15

34

혈관을 망가뜨리는 공기쓰레기

혈관질환은 혈관에 쌓이는 쓰레기가 주요 원인이며, 쓰레기는 음식이나 호흡의 두 경로를 통해서 들어오는 것은 앞에서 살펴본 바와 같다. 음식을 통해 들어오는 물질(33편 참조) 못지않게 공기를 통해 들어오는 오염물질도 혈관에 쓰레기더미로 쌓여 각종 혈관질환의 주요 원인이 된다.

사람은 살아있는 동안 한 순간도 쉬지 않고 에너지를 생산해야 살 수 있고, 에너지 생산에는 산소가 반드시 필요하기 때문에 끊임없이 숨을 쉬어 산소를 공급해줘야 한다. 숨을 들이쉴 때 산소만 들어오면 좋겠지만, 그것은 현실적으로 불가능하다. 우리도 모르는 사이에 많은 쓰레기가 함께 들어온다.

세계보건기구(WHO)는 매년 전 세계 사망자의 1/8인 7백만명이 공기오염으로,[1] 6백만명이 흡연으로 사망하는 것으로 추정한다.[2]

---

1) 세계보건기구(World Health Organization), Fact sheets, Air pollution

2) 세계보건기구(World Health Organization), Fact sheets, Tobacco

전체 사망자의 23%인 1천 3백만명이 코를 통해 들어오는 공기 쓰레기 때문에 사망하는 셈인데, 공기 쓰레기가 몸에 들어오면 어떤 일이 생기는 것일까?

코로 들어오는 오염물질 가운데 가장 많은 문제를 일으키는 것은 담배연기다. 담배연기에는 필요한 영양소는 전혀 없으면서 4,000가지의 화학물질이 들어 있다. 그 가운데 250가지 이상이 몸에 해로우며, 50가지 이상이 암을 일으킨다고 한다.

어림잡아 흡연인구의 반이 담배연기에 들어 있는 다양한 화학물질 때문에 심혈관질환은 물론, 암이나 호흡기 질환, 폐렴과 같은 감염성 질환으로 죽는다. 간접흡연 사망자도 60만명에 이르며, 간접흡연 사망자의 28%는 어린이다(84편 참조).[3]

담배연기 이외에 코를 통해 들어오는 공기오염물질에는 미세먼지와 오존(O_3), 이산화질소(NO_2), 아황산가스(SO_2), 일산화탄소(CO)가 있고, 미세먼지에는 오존, 질소산화물, 아황산가스와 같은 많은 대기오염물질이 들어있는데, 사람들은 공기가 허파에 들어갔다 바로 나오는 것으로 생각하기 쉽지만 그렇지 않다.

허파의 가장 깊은 곳에 들어간 오염물질은 피 속을 거쳐 심장과 혈관을 놀아다니며 활성산소를 증가시켜 염증을 일으키고 세포를 손상시키며, 혈압을 높이고 혈전을 만들어지게 한다. 혈관으로 들

---

3) 세계보건기구(World Health Organization), Fact sheets, Tobacco

어온 초미세먼지는 심장박동과 피의 흐름을 감소시킨다. 이처럼 공기오염물질은 각종 혈관질환을 일으킨다.

공기오염물질은 어디에서 발생하느냐에 따라 실외오염물질과 실내오염물질로 구분하는데, WHO에 따르면 실외오염 사망자의 80%, 실내오염 사망자의 60%가 각종 혈관질환으로 사망할 정도로 공기오염물질은 혈관에 치명적이다.

실외오염을 염려하는 사람들이 많으나, 실내공기가 실외공기보다 나쁜 경우가 더 많으며, 대부분의 사람들, 특히 가정주부나 어린이들은 실내에서 보내는 시간이 훨씬 길기 때문에 실내오염이 건강에 미치는 영향이 더 크다. 또한 실내오염으로 인한 사망자가 연간 430만 명으로 실외오염 사망자 370만 명보다 더 많으니,[4] 실내오염에 더 유의하여야 한다.

실내오염물질에는 담배연기와 생선구이와 같은 요리과정에서 나오는 미세먼지가 많은 부분을 차지하며, 그 밖에도 벽지나 페인트, 가구, 세탁물과 같은 생활용품으로부터 나오는 벤젠, 톨루엔, 포름알데히드와 같은 휘발성 유기화합물, 토양가스나 물을 통해 들어오는 라돈 가스, 가습기나 냉방장치, 냉장고, 애완동물, 음식물쓰레기 등에서 번식하는 세균과 곰팡이 등도 혈관질환은 물론 각종 질병을 일으키는 요인이 되는 것도 잊어서는 안 된다.

(아시아경제신문 2017.8.4)

---

4) 세계보건기구(World Health Organization), Fact sheets, Air pollution

35

혈관을 지키는 왕도

우리 주변에는 혈관질환 때문에 약을 먹는 사람들이 많다. 혈압을 낮추기 위해 먹는 약부터 고지혈증 약, 심근경색이나 뇌졸중을 피하기 위해 먹는 아스피린에 이르기까지 다양한데, 이처럼 약을 먹는 것이 최선일까? 이러한 약들은 수치를 잠시 낮추어 주지만, 약효가 떨어지면 다시 올라간다. 비상상황은 막아주지만, 낫는 것이 아니기 때문에 평생 먹으라고 한다.

건강보조식품은 또 어떤가? 호주나 뉴질랜드를 다녀오면서 상술에 넘어가 터무니없이 비싼 제품을 사는 사람들이 많다고 한다. 과학적인 검증도 거치지 않았는데 혈관건강에 얼마나 도움을 주며 부작용은 없을까?

감사하게도 우리 혈관에는 히포크라테스의 말처럼 스스로 문제를 해결하는 자연치유 시스템이 존재한다. 이 시스템이 작동되는 한 혈관질환은 걱정할 필요가 없다. 우리가 해야 할 일은 약이나 건강보조식품에 의지하는 대신 이 고마운 시스템이 잘 작동되도록 협조하며 사는 것이다.

첫째, 음식 쓰레기의 양이 처리 가능한 용량을 넘지 않도록 줄인 다. 너도나도 많은 쓰레기를 내다 버린다면 쓰레기대란은 피할 수 없다. 혈관도 마찬가지다. 좋아한다는 이유만으로 쓰레기 투성이 인 음식을 마구 먹고, 오염된 공기를 들이마신다면 쓰레기로 몸살 을 앓는 것은 피할 수 없다.

음식 쓰레기를 줄이기 위해 세계보건기구의 기준과[1] 미국의 음 식 가이드라인을[2] 참고하여 설탕과 포화지방은 각각 소요 칼로리 의 10%, 소금은 하루 5g, 알콜은 성인 남성은 표준 음주량(10~15g)의 2배, 성인 여성은 표준 음주량 이하로 제한하고, 트랜스지방은 아 예 피해야 한다(67, 68, 79, 81편 참조).

공기 오염을 줄이기 위해 실외오염이 심할 때는 오염된 공기가 집안에 들어오는 것을 막고, 바깥활동을 자제하며, 외출 시 미세먼 지 방지 마스크를 사용한다. 실외공기보다 실내공기가 나쁜 경우 가 더 많으므로 반드시 금연하고, 수시로 환기하며, 무엇보다도 생 활용품이나 요리 등 오염원을 제거하거나 최소화하여야 한다(34, 92, 93편 참조).

둘째, 자연치유 시스템이 잘 작동할 수 있는 삶을 산다. 필요한

---

1) 세계보건기구(World Health Organization), Fact sheets, Healthy diet
2) 미국 USDA, Dietary Guidelines for Americans 2015-2020 p.15

영양소가 들어있는 음식을 충분히 먹고, 평소에 시스템이 잘 작동되는 환경을 조성하며, 시스템을 잘 작동시키는 생활을 하는 것이 중요하다.

가공식품이나 정제된 식품은 필요한 영양소는 거의 없고 포화지방과 설탕, 소금이 많이 들어 있는 '깡통 칼로리(empty calorie)' 식품이므로 자제하고, 식이섬유나 항산화제와 같은 필수 영양소가 풍부한 식물성 음식을 충분히 먹는다. 과일이나 곡식도 맛이 없거나 먹기 불편하다는 이유로 영양소가 풍부한 씨눈이나 껍질을 버리고 속만 먹는 습관을 개선해야 한다(69, 70편 참조).

우리 몸은 적절히 사용하지 않으면 기능이 쉽게 퇴화하기 때문에 운동을 적절히 하여 자연치유 시스템을 최상으로 유지하는 것도 중요하다. 아울러 스트레스는 스트레스 호르몬을 분비하여 심장박동과 혈압을 높여 혈관질환의 원인이 되므로 잘 해소해야 한다(100편 참조).

혈관질환에 걸렸을 때 먹는 어떤 약도 자연치유 시스템을 회복시키지 못하며, 지속적으로 먹으면 오히려 자연치유 시스템의 활동을 방해하여 독성물질을 쌓이게 하므로 언젠가 어떤 질병을 일으킨다. 약은 예외 없이 임시방편이므로 사용을 최소화하고, 생명 스위치를 켜는 생활(62편 참조)로 자연치유 시스템을 회복시키고 유지하는 것이 바로 혈관을 지키는 왕도다.

(아시아경제신문 2017.8.11)

36

고혈압 치료의 불편한 진실

고혈압 환자가 고맙기 그지없는 수혜자 집단이 있다. 약을 만드는 제약회사, 고혈압을 진단하고 처방전 써 주는 의사, 약을 파는 약사인 그들은 고혈압의 전문가 집단으로 어쩌면 고혈압이 치유되는 것을 좋아하지 않을지도 모른다. 전세계 제약시장 규모는 1000조원으로 이 가운데 고혈압 약 시장은 50조원으로 5.1%를 차지한다.[1] 우리나라의 제약시장 규모는 18조원에 이르고, 이중 고혈압 약 시장은 1조 5000억원으로 1위를 차지하고 있다.

고혈압 환자는 약을 먹는 동안에는 쉽게 죽지 않으므로 한 번 고객은 평생고객인 경우가 많아 고혈압 약 시장은 엄청난 규모이면서 안정되어 있는 그야말로 노나는 시장이다. 끊임없이 신약은 만들어지지만, 아직까지 혈압이 내렸다가 약효가 떨어지면 다시 올라가는 일시적인 효과에 그치고 있으며, 낫게 하지는 못하므로 기존의 약을 대체하는 것이 고작이다.

---

1) 신유원, 보건산업브리프 Vol.191(2015.8.24.), 2014년 글로벌 제약시장 주요동향, p.6

고혈압은 한 번 걸리면 잘 낫지 않으므로 평생 약을 먹어야 하는 것으로 알고 있는 사람들이 많다. 심근경색이나 뇌졸중으로 발전할 것을 우려하여 피가 응고되지 못하도록 아스피린을 함께 먹는 사람도 적지 않다. 고혈압이 나을 수 있는 방법은 없는 것일까?

혈압은 일정하지 않으며, 에너지 소요량에 따라 수시로 변한다. 잠을 잘 때처럼 에너지가 적게 필요할 때는 영양소와 산소 소요량도 적으므로 낮지만, 육체적인 활동을 많이 하거나 흥분 또는 걱정을 할 때처럼 에너지가 많이 필요할 때는 영양소와 산소의 공급을 늘려주기 위해 올라간다. 이러한 활동은 우리의 판단으로 하는 것이 아니며, 자연치유시스템이 하는 일이다.

혈압은 혈관 상태의 영향도 받는다. 식사와 호흡을 통해 들어오는 쓰레기(33, 34, 35편 참조)는 자연치유시스템이 처리하려 하지만, 처리용량을 넘는 쓰레기가 혈관에 쌓이면 이것이 혈액의 흐름을 방해한다. 영양소와 산소를 충분히 공급하기 위해 자연치유시스템은 차선책으로 심장을 더 강하게 뛰게 한다. 쓰레기가 많아지면 자연스럽게 고혈압으로 발전한다.

혈압이 높아지면 심장과 혈관 벽을 손상시키고 혈관이 터져 혈액이 흘러나와 뇌졸중 같은 질병을 일으킨다. 혈관에 있던 쓰레기가 혈관을 막으면 산소부족으로 심근경색을 일으켜 생명을 위협하기도 한다. 세계보건기구(WHO)는 세계적으로 성인의 1/5이상이 고혈압이며, 고혈압으로 인한 사망자가 전체 사망자의 17%로 추정할 정도로 고혈압은 주요 사망원인이다.

2015년 우리나라 혈관질환 사망자 21% 가운데 고혈압 사망자는 1.8%에 불과할 정도로 많지 않기 때문에 고혈압은 대수롭지 않게 생각하기 쉬우나, 심장질환 사망자 10.3%와 뇌혈관질환 사망자 8.9% 가운데에는 WHO자료에서 보듯이 고혈압이 뇌졸중이나 심근경색의 직접 원인이 되는 경우가 많이 포함되어 있으므로 고혈압은 대수롭지 않은 질환이 아니다.

심근경색이나 뇌졸중을 피하기 위해 고혈압 약과 피가 응고되는 것을 방해하는 아스피린을 함께 먹는 것도 그리 좋은 선택은 아니다. 피가 잘 응고되지 않으면 돌연사의 위험은 줄어들지만, 수술을 받는 경우처럼 응고가 필요할 때까지 피를 멈추지 못하게 하는 부작용도 있음을 기억해야 한다.

고혈압에 걸렸을 때 최선의 선택은 혈압을 낮추는 약을 먹는 대신에 고혈압을 포함한 혈관질환의 원인을 제거(33, 34, 35편 참조)하여 근본적으로 낫는 것이다. 이것이 바로 고혈압을 포함한 모든 혈관질환의 치유다.

(아시아경제신문 2017.8.18)

37

심근경색이 걱정된다면

세계보건기구 사망통계를 보면 심근경색과 뇌졸중을 포함한 혈관질환 사망자는 1년에 1,750만명으로 31%를 차지하여 압도적으로 많으며, 암 사망자는 14.5%인 820만명으로 혈관질환 사망자의 반에도 미치지 못한다.[1] 그만큼 세계인들에게 심근경색이나 뇌졸중과 같은 혈관질환은 가장 무서운 질병이다.

암 사망자가 27.9%로 사망원인 1위를 차지할 만큼 많은 사람이 걸리고, 긴 시간 환자는 물론 가족들까지 견디기 어려운 고통을 받으며, 경제적인 부담도 큰 암을 우리는 제일 두려워한다. 암 다음으로는 사망원인 2위인 심장질환과 3위인 뇌혈관질환, 10위인 고혈압을 합한 혈관질환 사망자가 21%를 차지하여 암 못지않게 잘 대응하여야 할 질병이 혈관질환이다.

대표적인 심장질환인 심근경색은 심장에 영양소와 산소를 공급하는 관상동맥이 막혀 피의 흐름이 감소하거나 중단됨에 따라 심

---

1) 세계보건기구(World Health Organization), News, Fact sheets, Top 10 causes of death

장 근육이 죽는 현상으로 평소에 별다른 자각증상을 느끼지 못하다가 순식간에 사망하는 무서운 질병이다.

심장에는 세 개의 관상동맥을 통하여 영양소와 산소가 공급되는데, 혈관에 버려지는 쓰레기가 많아지면 관상동맥도 막혀 영양소와 산소를 공급하는 피의 흐름이 원활하지 못하게 된다[33, 34편 참조]. 대체로 관상동맥의 70% 이상이 막히면 가슴에 통증을 느끼는 협심증을 경험하는 경우가 많은데, 쓰레기가 더 쌓이면 심근경색으로 발전한다.

심근경색이 발생하면 가슴의 통증이외에도 땀, 메스꺼움, 구토, 졸도와 같은 증상을 동반하기도 하는데, 시간이 경과하면 생명이 위험하다. 관상동맥이 막힌 정도에 따라 다른 혈관을 이용하여 우회로를 만들어 주거나[관상동맥 우회술] 좁아진 부위를 넓혀주는 시술[스텐트]을 하는 응급치료를 받기도 하며, 혈관의 응고를 억제하는 아스피린과 같은 약물을 복용하게 된다.

아스피린은 버드나무 껍질에 들어있는 살리실산이라는 물질에서 복잡한 절차를 거쳐 만들어져 오랫동안 진통제와 해열제로 이용되었다. 2,400년전 히포크라테스가 해열 목적으로 사용했다는 기록이 있으며, 1899년 독일의 바이엘사가 살리실산의 부작용을 크게 줄이는 합성방법을 개발하여 아스피린이라는 상표명을 사용한 이래 가장 널리 사용되는 약 가운데 하나가 되었다.

아스피린은 진통과 해열 효과이외에 혈소판의 기능을 억제하여 피가 응고되는 것을 방해하기 때문에 심근경색이나 뇌경색이 일어나는 것을 줄여주는 효과도 있는데, 이 것 때문에 심근경색 환자에게 사용되는 가장 중요한 약이며, 고혈압 환자 가운데는 심근경색이나 뇌경색으로 인한 돌연사를 예방하기 위하여 의사의 권유로 먹는 사람이 많다.

고혈압 약과 아스피린을 함께 먹는 사람들은 둘 다 꾸준히 먹으면 심근경색이나 뇌졸중으로부터 안전하다고 생각하기 쉬운데, 반드시 기억해야 할 것이 있다. 아스피린은 심장이나 뇌에서 혈관이 막힐 가능성을 조금 줄여줄 뿐, 혈관에 쌓여 있는 쓰레기를 청소하는 기능을 하지 않기 때문에 아스피린을 먹어도 혈관이 좋아지는 것은 아니다.

따라서 치료목적이나 예방목적으로 아스피린을 먹는 경우에는 반드시 혈관의 쓰레기를 줄이는 노력(35편 참조)을 함께하여야 하며, 피의 응고를 억제하는 효과 때문에 지혈이 필요할 때 지연시키는 부작용도 있음을 기억해야 한다. 혈관의 쓰레기를 줄이는 노력이 결실을 거두어 아스피린 복용을 중단할 수 있다면 최상의 결과임은 두말할 필요가 없다.

(아시아경제신문 2017.8.25)

38

혈당의 자연조절에 답이 있다

세계보건기구가 5대 사망위험 요인으로 고혈압[13%], 흡연[9%], 고혈당[6%], 육체적 비활동[6%], 비만[5%]을 꼽고 있듯이[1] 당뇨병은 고혈압, 비만과 함께 건강에 치명적인 대표적 만성질환이다. 건강보험심사평가원에 따르면 2016년 고혈압 환자는 752만명, 당뇨병 환자는 268만명으로 2년 전에 비하여 각각 6.4%와 10.0%가 증가하였으며, 고혈압과 당뇨병 동시 환자는 175만명이었다.[2]

당뇨병은 혈당이 정상적으로 조절되지 않는 질병으로 시력 상실이나 만성 신부전과 같은 수많은 합병증을 유발하며, 여섯 번째로 많은 사망원인이고 사망자의 3.8%를 차지한다. 꾸준히 증가하는데도 치료가 쉽지 않다. 당뇨병의 예방과 치유를 위해 혈당이 자연 조절되는 원리에 대한 이해가 필요한 이유다.

우리 몸의 세포는 필요한 에너지를 자체에서 생산한다. 혈관을

---

1) 세계보건기구(World Health Organization), Global health risks, p.v
2) 건강보험심사평가원, 고혈압·당뇨병, 동네의원 정해놓고 꾸준히 진료 받으세요!(2017.3.27.보도자료), p.2

통하여 공급되는 에너지원인 혈당^(주로 포도당)과 산소를 이용, 미토콘드리아라는 이름의 발전소에서 에너지를 생산하여 사용하고, 노폐물인 이산화탄소와 물은 내보낸다. 우리가 정상적으로 활동하기 위해서는 모든 세포가 필요한 에너지를 적시에 생산해야 하므로 혈당을 적절히 공급하는 것이 매우 중요하다.

모든 세포에게 혈당을 적절히 공급하기 위해서는 혈당을 적당한 수준으로 유지하여야 한다. 혈당이 너무 낮아지면 세포가 에너지를 제대로 생산할 수 없어 뇌가 정상작동하기 어려우며, 현기증이 나고, 정신집중이 되지 않는다. 심해지면 꼼짝할 수 없게 되고, 혼수상태에 빠져 뇌사할 수도 있다.

혈당이 너무 높아지면 소변량이 증가하고 갈증과 허기가 심해진다. 고혈당이 장기화되면 장기와 조직과 세포를 손상시켜 심근경색이나 뇌졸중과 같은 혈관질환이 발생할 수 있으며, 신장이 제 기능을 못하는 신부전이나 신경손상이 발생하기도 하고, 눈에 망막손상이나 녹내장, 백내장과 같은 질환이 발생한다.

혈당을 적정한 수준으로 유지하는 것은 매우 중요하지만, 모르는 사이에도 혈당은 잘 조절되기 때문에 우리는 자연조절의 중요성을 모른 채 살아갈 수 있다. 감사하게도 우리 몸에는 항상 혈당을 적정한 수준으로 유지하는 시스템을 가지고 있는데, 이것이 혈당의 항상성이며 자연조절이다.

음식이 소화되거나 글리코겐이 포도당으로 전환되어 혈당이 높아지면 췌장의 랑게르한스섬에 있는 베타세포가 포도당센서를 이용하여 이를 인식하고, 인슐린을 만들어 분비한다.

인슐린은 간과 근육에서 포도당을 글리코겐으로 바꾸어 나중에 사용할 수 있도록 비축하게 하고, 근육과 지방조직 세포와 같은 체세포 안에서 포도당을 받아들이도록 하여 혈당을 적정수준으로 낮춘다. 또한 혈액 속에 들어있는 아미노산과 지방산을 단백질과 지방으로 바꾸어 비축하게 하고, 아미노산과 지방산의 수준을 낮추는 기능도 한다.

긴 시간 식사를 하지 않거나 운동으로 혈당이 낮아지면 같은 장소 알파세포에 있는 포도당센서가 이를 인식하고 글루카곤을 분비하여 글리코겐을 포도당으로 전환하게 함으로써 혈당을 적정수준으로 높인다. 글루카곤은 인슐린과 완전히 반대되는 기능을 하므로 글루카곤과 인슐린의 균형을 조절하여 혈당을 적정수준으로 유지하는 것이 혈당의 항상성이다.

당뇨병은 혈당의 자연조절이 잘 안 되는 질병이다. 자연조절을 방해하는 수많은 원인들을 그대로 둔 채 약으로 낮게 하는 것은 불가능하다. 근본적인 원인을 이해하고 제거하는 것이 치유이며 예방이다.

(아시아경제신문 2017.9.1)

39
어렵고도 쉬운 당뇨병

　당뇨병은 혈당이 정상적으로 조절되지 않아서 지속적으로 높은 상태를 이르는데, 콩팥에서 재흡수하지 못한 포도당이 소변에 섞여 나오기 때문에 붙여진 이름이다. 고혈압이나 비만과 마찬가지로 음식을 비롯한 생활습관이 서구화되고 활동량이 줄어들면서 환자가 늘어나고, 발병 연령도 낮아지고 있다.

　당뇨병에 걸리면 포도당이 소변으로 나올 때 수분을 끌고 나오기 때문에 소변양이 늘어나고, 그 결과 몸 안에 수분이 부족하여 심한 갈증을 느끼며, 영양분이 빠져 나오기 때문에 피로감을 느끼고 잘 먹어도 체중이 줄어든다. 이러한 당뇨병의 대표적인 증상, 즉 다뇨(多尿, 소변을 많이 봄), 다음(多飮, 물을 많이 마심), 다식(多食, 많이 먹음)을 '삼다(三多)' 증상이라 부른다.

　당뇨병은 원인을 제거하지 않으면 좀처럼 낫지 않기 때문에 고혈압처럼 한 번 걸리면 평생 약을 먹어야 하는 것으로 알고 있는 사람들이 많다. 시간이 지나면서 합병증으로 시력을 상실하거나 신체의 일부를 절단하기도 하고, 신부전으로 투석을 하는 사람도 많아 삶의 질을 크게 떨어뜨리며, 사망하기도 한다.

당뇨병 가운데 제1형 당뇨병은 혈당이 높을 때 혈당을 글리코겐으로 바꾸고, 세포 속으로 들여보내 혈당을 낮추어 주는 역할을 하는 인슐린이 적게 생산되는 병이다. 주로 어린이에게 발생하므로 소아당뇨병이라 부르기도 한다. 인슐린을 복용하면 혈당은 조절되지만, 인슐린 생산이 회복되지 않으면 계속 먹을 수밖에 없다.

제2형 당뇨병은 세포의 인슐린 수용체에 이상이 생겨(인슐린 저항성이라 부른다) 혈당이 세포 안으로 잘 들어가지 못하는 병으로 당뇨병의 대부분을 차지한다. 인슐린은 췌장에서 정상적으로 분비되는 경우가 많다. 식사요법과 운동요법을 사용하면서 약물요법으로 인슐린과 혈당을 낮추는 보조적인 약을 이용하여 치료하는데, 인슐린 저항성이 개선되지 않으면 치료효과는 제한적이다.

임신성 당뇨병은 임신 중 또는 임신 시작과 동시에 생긴 당 조절 이상인데, 대부분은 출산 후에 정상화된다. 이 밖에도 다양한 원인에 의해 당뇨병이 발생하는데, 사례는 많지 않다.

당뇨병은 그 유형이 무엇이든지 혈당의 자연조절 기능(38편 참조)이 정상으로 회복되면 쉽게 낫기 때문에 정상작동하지 않는 원인을 이해하는 것이 중요하다. 제2형 당뇨병은 인슐린 저항성이 원인이다. 인슐린이 세포의 문을 두드릴 때 문을 열어주지 않는 이유는 활동량 부족으로 혈당을 잘 소비하지 않는 생활습관과 혈당을 과잉공급하는 생활습관을 가지고 있기 때문이다.

우리 몸은 적절히 사용하지 않으면 퇴화한다. 다리를 다쳐 깁스를 하고 있는 동안 다리가 가늘어지고 쇠약해지지만 깁스를 풀고 사용하면 쉽게 회복된다. 당뇨병도 마찬가지다. 활동량 부족으로 인슐린 저항성이 생겼을 때 에너지를 소비하는 활동을 꾸준히 하면 인슐린 저항성은 쉽게 개선된다.

제2형 당뇨병은 원인이 비슷한 고혈압이나 비만을 함께 앓는 경우가 많다. 설탕과 포화지방의 과다섭취, 과음을 줄이고, 금연, 식이섬유와 불포화지방이 많이 들어있는 건강한 식사(82편 참조)와 적절한 운동을 포함한 '생명스위치를 켜는 생활'(62편 참조)로 함께 치유하고 예방할 수 있다.

제2형 당뇨병과 달리 제1형은 인슐린 부족이 원인인데, 그 이유가 면역세포인 T세포가 변질되어 인슐린을 생산하는 췌장의 베타세포를 공격하는 자가면역성인 경우가 많다. 자가면역 질환은 식사의 개선이나 활동량을 늘리는 것만으로는 해결하기 어려우며, 별도의 설명이 필요하다.

(아시아경제신문 2017.9.8)

40
비만이 주는 행복과 그늘

세계보건기구(WHO)는 비만을 고혈압, 흡연, 고혈당, 육체적 비활동과 함께 5대 사망위험 요인으로 꼽는다. 비만의 입장에서는 오늘날 건강에 좋지 않다는 이유로 홀대받는 것이 어쩌면 억울할지도 모르겠다. 인류역사상 음식은 대체로 풍족하지 못하였기 때문에 옛날 회화나 문학에서 살찐 사람은 부와 번영의 상징으로 표현된 경우가 많았던 걸로 보아 어쩌면 부러움의 대상이 아니었을까?

비만에 대한 우호적인 태도는 19세기 후반부터 달라지기 시작하여 미국에서는 1930년대에 보험회사들이 고객들의 몸무게를 심사하기 시작했다고 한다. 2차 대전 이후 음식이 풍족해지면서 비만이 늘기 시작하여 1980년대 이후 비만인구가 급증하면서 비만이 건강에 많은 문제를 일으키자 급기야는 건강의 주적의 하나로 취급받는 신세가 되었다.

비만의 원인을 알기 위해서는 먼저 몸 안에서 이루어지는 에너지의 비축에 대해 이해할 필요가 있다. 음식이 풍족하지 않던 시절에는 필요한 음식을 매일 먹기가 어려웠으므로 평소에 에너지를 비축해 둘 필요가 있었다. 평소에 사용하고 남는 에너지를 몸에 비축해 두는 것은 비상시에 사용하기 위한 필요하고도 고마운 기능이었다.

음식이 소화되어 장에서 포도당이 흡수되면 혈당이 급격히 올라간다. 이를 확인한 췌장에서는 인슐린을 분비하여 혈당을 세포 안으로 들여보내 사용하게 하는 한편, 사용하고 남는 혈당은 간과 근육, 조직에서 글리코겐으로 바꾸어 저장하게 하는데, 저장되는 글리코겐은 약 500g으로 2,000kcal의 에너지를 비축하는 셈이 되어 하루 정도 사용할 수 있는 양이다.

간과 근육, 조직에 글리코겐으로 저장하고 남는 포도당은 간에서 지방으로 바꾸어 지방세포에 비상식량으로 저장하는데, 그 양은 글리코겐보다 훨씬 많으며, 특히 복부에 많이 저장한다. 우리가 10일 정도 금식하여도 몸에 큰 무리가 가지 않는 것은 바로 이 지방 덕분이다. 이처럼 비상시에 에너지원이 되는 지방은 고마운 존재이지만, 비축이 비만으로 발전하면 많은 문제를 일으킨다.

쌀의 비축량이 적정수준을 넘어서면 막대한 보관비용이 소요될 뿐만 아니라 시간이 경과함에 따라 품질이 저하되는 등 여러 가지 분제가 발생하듯이 지방의 과잉비축으로 나타나는 비만은 허혈성 심장질환이나 뇌졸중과 같은 각종 혈관질환, 고혈압, 당뇨병, 고지혈증, 각종 암 등 수많은 질병의 원인이 된다. 몸 안에 들어오거나 몸 안에서 만들어지는 독소가 쌓이는 곳도 체지방이다.

비만인지의 여부는 흔히 체질량지수(BMI; Body Mass Index)를 계산하여 25kg/㎡이상(서양인들은 30이상)이면 비만으로, 23이상(서양인들은 25이상)이면 과체중으로 분류한다.[1] 체질량지수는 체중(kg)을 신장(m)의 제곱으로 나누어 계산하는데, 키 170cm와 160cm인 사람이 각각 72.25kg와 64kg을 넘으면 비만으로, 66.47kg와 58.88kg을 넘으면 과체중으로 보면 된다.

2015년 우리의 비만율은 33.2%로 높은 수준을 보이고 있는데, 남자의 비만율 39.7%는 여자 26.0%보다 훨씬 높다.[2] 2015년 OECD국가들의 평균 비만율은 19.5%인데, 체질량지수 30이상을 기준으로 산출한 것이어서 직접 비교하기는 어렵지만, 다이어트에 대한 높은 관심에도 불구하고 비만율이 쉽게 개선되지 않는 현실을 볼 때 비만을 이기기 위해서는 지혜와 꾸준한 노력이 필요하다.

(아시아경제신문 2017.9.15)

---

1) 세계보건기구(World Health Organization) 기준과 세계보건기구 아시아태평양지역과 대한비만학회 기준

2) 질병관리본부, 한국사람 10년 전보다 활동 줄고, 비만은 늘어 성인 남자 흡연율 39.3%로 ´14년 대비 3.8%p 감소(2016.11.6. 보도자료)

41

비만을 이기는 지혜

유전학적으로 보면 비만은 유전자가 변질된 질환이다. 2003년
도에 발표된 인간유전자지도에는 비만인 사람은 23개의 염색체
가운데 7번 염색체의 끝에 위치한 유전자가 변질되어 정상적으로
작동하지 않는 것으로 알려져 있다. 비만이 치유되려면 변질된 이
유전자가 정상으로 회복되어야 함은 물론이다.

비만의 근본 원인은 에너지의 소비량보다 흡수량이 훨씬 많은
데에 있다. 이 때문에 음식 섭취를 줄이려고 노력하는 사람들은 많
으나, 비만율은 좀처럼 낮아지지 않고 있다. 2015년 우리나라의
비만율은 33.2%로 높은 수준인데, 남자의 비만율 39.7%는 여자
26.0%보다 훨씬 높다. 다이어트에 성공하려면 영양소에 대한 정
확한 정보를 바탕으로 꾸준한 실천노력이 중요하다.

여성들 가운데 날씬한 몸매를 유지하기 위해 식사를 매우 적게
하는 사람들이 있다. 식사를 거부하는 거식증 환자는 아니더라도
식사량이 너무 적으면 체력이 떨어지고 몸에서는 음식을 끌어당

기기 마련이다. 이 때 식사량을 늘리는 대신에 간식을 먹게 되면 복부비만 가능성이 높아진다. 간식에는 대체로 비만의 일등공신인 설탕이 많이 들어있기 때문이다.

다이어트를 위해 단기간에 식사량을 급격히 줄이면 몸무게도 쉽게 줄어들어 다이어트는 일단 성공한 것처럼 보이지만 주의할 일이 있다. 에너지 섭취량이 많이 부족하면, 몸에서는 영양소의 흡수율을 높이므로 다이어트에 성공했다고 생각하여 원래의 식습관으로 되돌아가는 순간부터 빠른 속도로 비만으로 되돌아가고, 더 악화될 수도 있다.

비만의 원인의 한 축인 에너지의 섭취량 측면에서는 너무 많은 에너지를 섭취하지 않아야 하는데, 특히 설탕과 지방, 그리고 소금의 섭취를 제한하는 것이 중요하다. 설탕은 소화효소에 의해 포도당과 과당으로 분해되는데 과당은 주로 간에서만 에너지원으로 사용되기 때문에 간의 대사능력을 초과하는 과당은 쉽게 지방으로 바뀌므로 비만의 가장 큰 원인이 된다(68편 참조).

지방을 과잉섭취하면 우리 몸은 사용하고 남는 지방을 저장하여 비만을 촉진하고 고지혈증이나 고혈압도 함께 유발한다(67편 참조). 소금은 비만의 직접 원인은 아니나, 설탕이 들어있는 음료나 음식 섭취를 늘어나게 하기 때문에 비만의 원인이 되며, 알콜에는 깡통 칼로리가 들어있어 비만 위험을 높인다.

에너지의 사용 측면에서는 운동을 포함한 육체적 활동이 부족한 것이 문제다. 세계보건기구(WHO)는 15세 이상 인구의 31%에게 육체적 활동이 부족하며, 비만뿐만 아니라 고혈압, 제2형 당뇨병, 심장병, 우울증, 각종 암 등의 원인이 되어 매년 320만명의 사망은 육체적 비활동에 기인한다고 한다.

비만의 예방과 치유를 위해서는 기본적으로 하루 에너지 섭취량이 에너지 소비량을 크게 넘지 않도록 하되, WHO와 미국정부의 식품 가이드라인에 따라 설탕과 포화지방은 각각 하루에 필요로 하는 에너지의 10% 이내로 제한하여야 한다. 지방과 설탕이 많이 들어있는 가공식품과 인스턴트 음식, 설탕이 많은 탄산음료의 섭취를 줄이고, 다양한 채소와 견과류, 통과일, 그리고 통곡식을 많이 먹여야 한다.

소금은 하루 5g이하로, 알콜은 남성은 하루에 표준음주량(10g)의 2배, 여성은 표준음주량을 넘기지 않는 것이 중요하다(82편 참조). 이와 함께 에너지를 적절히 사용하는 것도 중요하므로 규칙적으로 적당한 운동은 물론, 육체적 활동을 충분히 하는 것도 잊어서는 안된다.

(아시아경제신문 2017.9.22)

42
콜레스테롤의 함정

병원에서 건강검진을 받아보면 혈액 속 콜레스테롤과 중성지방 수치가 지나치게 높다는 말을 듣게 된다. 혈액 속 총콜레스테롤이 $240ml/dl$ 이상이거나 중성지방이 $200ml/dl$ 이상이면 고지혈증(또는 고콜레스테롤혈증) 환자로 분류되는데, 고지혈증은 별다른 증상이 없는 경우가 많아서 검사 받기 전에는 모르고 지내고, 진단을 받은 뒤에도 개선하려는 노력을 소홀히 하기 쉽다.

건강보험공단에 따르면 고지혈증으로 진료를 받은 사람은 2012년 122만명에서 2016년 178만명으로, 연평균 9.7%씩 가파르게 증가하고 있다. 연령대별로는 인구 100명당 진료인원이 50대가 7.2명, 60대 9.7명, 70대 7.5명에 이른다. 여성 진료인원은 30대는 남성의 절반 수준이나 50대부터 역전되어 60대에 급증하여 13명꼴로 남성의 2배쯤 된다.[1]

---

1) 국민건강보험, 60대 인구 10명 중 1명은「고지혈증」, 환자 수는 여성이 남성보다 1.5배 많아, 비만관리와 식습관 조절 필요(2017.8.21. 보도자료)

고지혈증은 갑자기 위험한 상황에 처하지는 않지만, 오랫동안 방치하면 심각한 합병증으로 생명이 위험할 수도 있으므로 가볍게 지나치면 안 된다. 저밀도(LDL) 콜레스테롤이 혈관벽에 만든 지방침전물(플라크)이 혈관을 좁고 굳게 하므로 심장의 동맥이 좁아지면 협심증이나 심근경색이 나타날 수 있고, 뇌로 가는 혈류가 감소하면 뇌경색이나 뇌졸중이 나타나 사망하기도 한다.

콜레스테롤은 모든 동물 세포막의 30%정도를 구성하는 요소로서 세포막을 유지하고, 세포의 모양을 바꾸며, 유동성을 조절하고 동물이 움직일 수 있게 해주는 중요한 물질이다. 비타민 D와 부신 호르몬이나 성 호르몬과 같은 스테로이드 호르몬과 지방의 흡수를 돕는 담즙산의 체내 합성을 도와주기도 한다. 동물성 식품을 먹을 때 세포막에 들어있는 콜레스테롤을 섭취하게 되며, 필요에 따라 간, 창자, 부신 등에서 합성한다.

콜레스테롤의 내부는 지방으로, 외부의 벽은 단백질로 구성되어 있는데, 단백질의 비율이 낮은 저밀도(LDL) 콜레스테롤과 높은 고밀도(HDL) 콜레스테롤로 구분된다. 흔히 나쁜 콜레스테롤로 불리는 LDL 콜레스테롤은 두껍고 단단한 지방침전물(플라크)을 만들어 혈관의 유연성을 떨어뜨리며, 좋은 콜레스테롤로 불리는 HDL 콜레스테롤은 LDL 콜레스테롤을 혈관에서 간으로 이동시켜 LDL 콜레스테롤을 줄여 준다.

콜레스테롤 수치가 올라가는 이유는 콜레스테롤이 많이 들어있는 동물성 식품을 많이 먹거나 간, 창자, 부신 등에서 필요이상으로 많이 합성하기 때문이다. 콜레스테롤이 높은 사람은 이러한 생활습관을 가지고 있기 마련인데, 이럴 때 생활습관은 바꾸지 않고 약물에 의존하면 콜레스테롤 수치는 일시적으로 떨어질지 모르지만, 평생 약을 먹어야 하는 우를 범할 수 있다.

LDL 콜레스테롤을 낮추기 위해서는 먼저 서구화된 식습관을 개선하여야 한다. 포화지방이 많은 동물성 지방의 섭취를 줄이고, 특히 HDL 콜레스테롤을 낮추기까지 하는 트랜스 지방을 섭취하지 않도록 패스트푸드, 스낵식품, 튀긴 음식과 같이 식물성 기름에 수소를 첨가하여 만드는 가공식품은 먹지 말아야 하며, 채소와 과일, 통곡식의 섭취를 늘려야 한다.

또한 콜레스테롤을 높이는 원인들을 줄일 수 있도록 운동과 활동을 늘리고, 비만을 줄여야 한다. 혈관 벽을 손상시키고 HDL 콜레스테롤을 낮추는 흡연을 중단하고, LDL 콜레스테롤을 높이고 HDL 콜레스테롤을 낮추는 혈당도 낮춰야 한다. 과도한 음주 및 스트레스도 주된 원인 가운데 하나이므로 줄여야 한다.

(아시아경제신문 2017.9.29)

4 장

면역성 질환의 예방과 치유

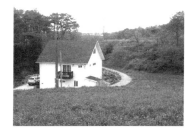

43
내 몸의 파수꾼 면역세포

우리가 세상을 살아가는 동안 건강하고, 온갖 세균에 감염되어 질병에 걸렸다가도 나을 수 있는 것은 몸 안에 있는 면역세포 덕분이다. 면역세포는 우리 몸 안에서 만들어지는 암세포와 외부에서 들어오는 세균을 제거하여 우리 몸을 지켜주는 파수꾼이다. 나라에서 치안과 방위를 담당하는 경찰과 군대와 같은, 고마운 존재가 바로 면역세포이다.

면역세포가 정상적으로 활동하는 한, 우리는 암세포가 생기거나 세균이 몸 안에 들어와도 걱정할 필요가 없다. 면역세포가 다 알아서 처리하기 때문에 우리는 면역세포가 하는 일을 모른 채 살아간다. 면역세포의 이상으로 질병에 걸렸을 때 비로소 면역세포의 중요성을 깨달을 수 있는데, 면역세포에 항상 감사하며, 면역세포가 일 잘할 수 있는 환경을 만들어야 하지 않을까?

면역세포인 백혈구는 성인의 혈액 속에 1㎣당 5,000~10,000개, 혈액 전체로는 350억 개 정도가 존재한다. 그 숫자가 줄어들면 면역기능에 문제가 생길 수 있기 때문에 건강검진을 받거나 질병 치료 중에는 그 숫자를 중요시한다. 백혈구는 호산구(eosinophil), 호중구(neutrophil), 호염기구(basophil)와 림프구(lymphocyte)와 단핵구(monocyte)의 다섯 가지가 있는데, 군대의 육군, 해군, 공군의 역할이 다르듯이 이들은 서로 다른 면역기능을 수행한다.

면역세포의 기능에 이상이 생길 때 걸리는 질병은 세 가지 유형으로 나눌 수 있다. 첫째로 면역기능이 약해지거나 결함이 생기는 경우인데, 면역기능이 약해지면 각종 암이나 감기, 폐결핵과 같은 세균성 질환에 걸리며, 강해지면 호전되거나 낫는다.

면역세포의 기능에 결함이 생긴 면역결핍증에는 선천적으로 결함이 있는 경우와 후천성면역결핍증(AIDS)과 같이 면역기능이 정상이었던 사람이 HIV라는 인간 면역결핍 바이러스에 감염되어 면역세포가 파괴되는 것처럼 후천적인 경우가 있다.

둘째로 면역세포가 암세포나 세균이 아닌 정상세포를 공격하는 질병으로 자가면역성 질환(autoimmune disorders)이 있다. 자가면역성 질환은 면역세포가 공격하는 부위에 따라 류마티스 관절염, 건선, 루프스, 크론병, 파킨슨병 등과 같이 종류가 매우 다양하다.

셋째로 면역세포가 우리 몸에 아무런 해가 없는 외부의 어떤 물질에 과민반응(hypersensitivity)을 보여 염증을 일으키는 경우로 아토피피부염, 비염, 천식 등과 같은 알레르기 질환이 그것이다.

지금까지 면역력을 회복시키는 방법을 찾는 노력보다는 면역세포의 기능을 대체할 물질을 개발하기 위해 많은 노력을 기울여 왔으나, 만족할만한 성과를 거두지 못하고 있다. 최근 들어 정신이 면역력에 결정적인 영향을 준다는 사실을 인정하고, 정신과 면역 시스템의 관계나 상호작용을 연구하는 정신면역학(psychoimmunology)이나 정신신경면역학(psychoneuroimmunology)과 같은 신학문이 등장한 것은 그나마 다행스러운 일이다.

　　면역세포의 기능 이상으로 생긴 질병은 면역력이 회복되면 예외 없이 모두 낫는다. 면역세포는 어떤 암세포나 세균도 제거할 수 있는 물질들을 만드는 유전자들과 이 유전자들을 켜는 생명스위치를 동시에 가지고 있으므로 "내가 이 생명스위치를 켜는 것"이 우리가 건강하게 살 수 있는 유일한 길이며, 그 이상도 이하도 아님을 명심해야 한다.

(아시아경제TV 2016.9.23)

44

면역성 질환을 이기는 삶

최근에 발표된 2016년 사망원인통계에 따르면 전체 사망자 28만 827명 가운데 암으로 인한 사망자가 27.8%를 차지하고 있으며, 심장 질환 10.6%, 뇌혈관 질환 8.3%, 폐렴 5.9%, 자살 4.7%이고, 그 뒤를 이어 당뇨병, 만성 하기도 질환, 간 질환, 고혈압성 질환과 운수사고가 10대 사망원인이었다.[1]

여기에서 암과 폐렴, 그리고 10대 사망원인에 들어 있지는 않지만 사망자가 많은 패혈증과 결핵, 많은 사람들이 앓거나 두려워하는 감기와 각종 독감은 면역세포가 제 기능을 못하여 이러한 안팎의 적으로부터 지켜주지 못할 때 걸리는 질병, 곧 면역성 질병이다.

우리가 살아가는 동안 외부의 적인 세균이나 내부의 적인 암세포로부터 자유로운 순간은 거의 없다. 입안이나 장에는 수많은 세균이 살고 있으며, 매일 먹는 음식이나 잠시도 쉬지 않는 호흡, 많

---

1) 통계청, 2016년 사망원인 통계(2017.9.21. 보도자료), p.7

은 사람들과 물체와의 접촉, 수시로 생기는 상처를 통해서 수많은 세균이 몸 안으로 들어오고, 발암물질에 노출되거나 건강하지 않은 생활로 하루 수천 개의 정상세포가 암세포로 변한다.

　인류는 면역력이 약해졌을 때 생기는 각종 세균 질환이나 암으로 수많은 생명을 잃었다. 면역세포의 기능을 대신해 줄 수 있는, 세균이나 암세포를 죽이는 방법을 열심히 찾아보았지만, 아직까지 성과는 만족스럽지 못하다. 항생제는 내성 세균이 나타나 한계를 드러냈고, 그나마 바이러스에 대해서는 마땅한 방법을 찾지 못하고 있다.

　항암물질과 방사선은 암세포를 죽이는 데는 어느 정도 성공하였지만, 정상세포 특히 면역세포를 함께 죽이는 부작용 때문에 암의 치유에는 성공하지 못하고, 암 사망자는 여전히 우리나라의 사망원인 1위를 유지하고 있다. 항암물질은 세계 제약시장에서 매출 1위를 차지하여 제약회사와 병원의 수익에만 크게 기여하였다.

　면역세포가 제 기능을 하지 못할 때 이를 대신하여 세균이나 암세포를 죽이려는 방법이 과연 최선일까? 우리가 반드시 기억해야 할 중요한 사실이 있다. 면역세포가 정상적으로 작동하는 한 우리는 어떤 세균이나 암으로부터도 안전하며, 면역세포가 제 기능을 놓할 때 비로소 질병에 걸린다.

　면역학이 면역기능이 회복되면 세균 질환이나 암이 쉽게 자연치유된다는 중요한 사실을 애써 외면하고, 면역세포가 제 기능을 하지 못하는 원인을 찾아서 회복시키려는 노력을 소홀히 하자 정신신경면역학(psychoneuroimmunology: PNI)은 뇌와 신경계와 면역계 사이의 상호작용에 주목하여 심리학과 신경과학, 면역학은 물론 생리학, 유전학, 정신의학 등 면역세포에 영향을 줄 수 있는 모든 요인들을 함께 연구하였다.

PNI는 세균에 감염되거나 부상을 당하면 면역계는 이 사실을 뇌에 전달하고, 면역세포는 뇌의 신호를 받아 체온을 높이는 것과 같은 면역반응과 스트레스 반응을 한다는 것을 밝혔다. 스트레스나 우울함도 면역계가 아닌 뇌에서 출발한다는 점을 제외하고는 스트레스 반응을 일으키고 행동적인 변화와 생리적인 변화를 가져온다는 점은 면역반응과 똑같다고 한다.

PNI는 스트레스나 우울함이 면역세포에 영향을 주는 요인 가운데 하나임을 밝혀주었는데, 면역세포의 기능을 떨어뜨리는 것에는 스트레스만 있는 것이 아니라 영양소가 부족하거나 넘치는 식사부터 운동부족에 이르기까지 우리 주변에 너무나 많다. 생명스위치를 켜는 친생명적인 생활(62편 참조)로 면역력을 높이면 어떤 면역성 질환도 걱정할 필요가 없음을 기억하자.

(아시아경제신문 2017.10.8)

45

면역력 지키기

건강에 대한 관심이 높아진 요즘, 면역력이 매우 중요하며, 높으면 건강에 좋다는 사실은 웬만한 사람이면 다 안다. 그런데, 면역력이 높다는 것과 면역력을 지킨다는 것이 무슨 의미일까?

우리가 하루하루를 건강하게 살 수 있는 것은 유전자 형태의 고마운 존재, 자연치유 시스템 덕분인데, 면역시스템은 그 중에서 중요한 한 축을 담당한다. 면역시스템은 밖에서 들어오는 박테리아, 바이러스, 미생물과 같은 온갖 종류의 세균과 몸 안에서 만들어지는 암세포로부터 몸을 지키는 방어 역할을 수행한다.

면역시스템은 엘리베이터의 추락사고 방지를 위하여 다중으로 안전장치를 두듯이 겹겹이 방어막을 가지고 있다. 선천 면역과 적응 면역으로 구분하는데, 선천 면역은 태어날 때부터 몸 안에 존재하며 세균의 종류를 가리지 않고 방어하기 때문에 비특수 면역 (non-specific immunity)이라고도 부르는데, 물리적, 화학적, 생물학적 장벽을 층층이 만들어 세균의 침투를 막는다.

피부는 세균이 침투하는 것을 막는 첫 장애물 역할을 하며, 피부를 피하여 들어오는 세균은 물리적인 방법으로 몸 밖으로 내보낸다. 허파에서는 콧물이나 기침, 재채기를 통해서 내 보내고, 눈물이나 오줌으로 흘러 보내기도 하며, 기도나 위장관에서는 점액을 통해서 세균을 내 보낸다. 부패한 음식을 먹었을 때는 구토나 설사를 통해서 내 보낸다.

피부나 기도에서는 항균 화합물을 분비하며, 침이나 눈물, 모유에서는 항 박테리아 효소를 분비하고, 생리 이후에는 세균을 죽이는 화합물을 분비한다. 비뇨생식기나 위장관에서는 공생하는 미생물과의 먹이나 공간의 경쟁을 통해 또는 수소이온농도나 가용 무기질의 환경을 바꾸는 방법으로 생물학적인 장벽을 만들어 세균을 방어한다.

물리적, 화학적, 생물학적 장벽까지 뚫고 침투한 세균은 대식세포, 호산구, 호중구, 자연살해세포(NK세포)와 같은 여러 종류의 백혈구가 찾아내서 제거한다.

적응 면역은 특수한 세균만을 기억하고 인지하여 제거하기 때문에 특수 면역(specific immunity)이라고도 부른다. 림프구라고 하는 특수한 형태의 백혈구인 B세포와 T세포가 이 기능을 수행하는데, 세균성 질환을 예방하기 위하여 백신을 접종하는 것은 바로 이 적응 면역을 활용하는 것이다.

면역력이 높으면 세균 질환이나 암에 잘 걸리지 않으며, 면역력을 지킨다는 것은 면역력의 회복을 전제로 높은 면역력을 유지하여 이러한 질병을 예방하는 것을 의미한다. 각종 세균 질환이나 암에 걸리는 것은 바로 이 면역시스템이 제 기능을 못하기 때문임은 두 말할 필요가 없다.

면역력이 약해지면 세균이나 암세포를 잘 제거하지 못하므로 여러 가지 증상들이 나타난다. 호흡기나 요로, 위 감염이 자주 발생하거나 감기나 설사를 자주 앓을 수 있다. 입안에 염증이 자주 생기거나 상처가 잘 낫지 않거나, 구역질이나 소화 장애가 자주 생기는 경우, 알레르기가 자주 생기거나 암에 걸린 사람은 면역력이 떨어져 있을 가능성이 높다.

면역력을 지키려면 생명스위치를 켜는 친생명적인 생활(63편 참조)을 생활화하여야 한다. 식사는 필요한 영양소를 충분히 공급할 수 있도록 과일, 채소, 통곡식을 포함한 건강식으로 하되, 설탕이나 포화지방, 소금, 알콜은 제한하여야 하며(82편 참조), 금연, 적절한 운동(87편 참조), 충분한 휴식과 잠(95, 96편 참조), 그리고, 스트레스를 잘 관리(100편 참조)하는 것도 매우 중요하다.

(아시아경제신문 2017.10.27)

46
면역세포의 성공의 열쇠

우리가 세상을 살아가는 동안 세균으로부터 자유로운 순간은 거의 없다. 손이나 입안, 장에는 수많은 세균이 살고 있으며, 매일 먹는 음식이나 잠시도 쉬지 않는 호흡, 사람들이나 물체와의 수많은 접촉, 수시로 생기는 상처를 통해서 몸 안으로 들어오는 수많은 세균은 끊임없이 우리의 생명을 위협한다.

세균만이 다가 아니다. 발암물질에 노출되거나 건강하지 않은 생활로 인해서 하루 수천 개씩 생기는 암세포도 우리의 생명을 위협하기는 마찬가지다. 세균과 암세포는 쉴 새 없이 우리의 생명을 위협하지만, 우리가 하루하루를 건강하게 살 수 있는 것은 백혈구라는 이름의 면역세포가 이들로부터 우리 몸을 성공적으로 지켜주는 덕분이다.

면역세포는 어떤 물질을 만나면 이들로부터 몸을 지키기 위한 반응을 보이는데, 이를 면역반응이라 하고, 면역반응을 일으키게 하는 물질을 항원이라 부른다. 항원은 박테리아나 바이러스와 같은 미생물, 이식받은 조직이나 장기, 수혈 받은 혈액과 같이 외부에서 들어오는 경우가 대부분이지만, 정상세포가 변질되어 만들어지는 암세포도 항원이 될 수 있다.

면역세포가 외부와 내부의 적인 항원을 만나면 인식과 공격의 두 단계로 항원을 제거하는데, 면역세포의 성공 여부는 항원을 얼마나 정확하게 인식하느냐와 공격력이 얼마나 강하느냐에 달려 있다. 항원을 구성하는 모든 세포들은 단백질 표지(marker)를 가지고 있는데, 면역세포들은 이 표지를 보고 '남'으로 인식되면 공격하고, '나'로 인식되면 공격하지 않는다.

면역세포의 인식 능력은 공격여부를 결정하는 근거가 되므로 매우 중요하다.

치명적인 세균에 감염되거나 암세포가 생겼을 때 면역세포가 '남'이 아닌 '나'로 인식하는 오류는 적이 위협하고 있는데도 이를 공격하지 않고 방치한다는 것을 의미하므로 심각한 문제가 아닐 수 없다. 암환자들에게 흔히 나타나는 중대한 문제 가운데 하나다.

면역세포가 '나'를 '남'으로 인식하는 경우도 심각한 문제이기는 마찬가지다. 정상세포를 적으로 인식하여 공격하는 이러한 질병은 자가면역 질병이라 부르는데, 어떤 세포를 공격하느냐에 따라 질병의 종류가 다양하여 알려져 있는 질병만도 80가지에 이른다.

면역세포가 어떤 물질을 '남', 즉 적으로 인식하면 이를 공격하여 제거하려 하는데, 성공여부는 공격력에 달려 있다. 면역세포의 공격력이 약하여 제 기능을 못하면 자주 감염질환에 걸리거나 암에 걸리게 되고, 걸렸을 때 잘 낫지 않으며, 공격력이 회복되지 않으면 병이 악화되어 죽음에 이를 수도 있는데 이것이 면역세포의 실패다. 특히 약한 증상을 면역결핍증이라 부른다.

미국 감염질환 연구센터(CIDR)에 따르면, 2015년 전 세계 사망자의 71%가 비감염성 만성질환으로, 20%가 감염 질환과 영양실조, 출산 문제로, 나머지 9%가 사고와 폭력, 자해 등으로 사망했는데,[1] 감염 질환 사망자에 암 사망자를 더하면 줄잡아 전체 사망자의 30% 정도는 면역세포의 실패에 기인하는 것으로 추정된다. 죽지는 않지만, 자가면역 질병이나 면역과민증으로 고생하는 사람까지 생각하면 면역실패의 피해는 심각하다.

면역세포의 성공의 열쇠는 항원에 대한 정확한 인식능력과 강력한 공격력이 가지고 있다. 자신들의 잘못된 생활이 유전자의 형태로 존재하는 면역세포의 활동을 방해하고 심지어 망가뜨리기까지 한다는 사실을 반드시 기억하고, '생명스위치를 켜는 생활'(62편 참조)을 생활화하여 강한 면역력을 유지하여야 건강한 삶을 살 수 있다.

(아시아경제신문 2017.12.22)

---

[1] 미국 감염질환 연구센터(Center for Infectious Disease Research; CIDR), Which diseases cause the most deaths?

47

감기에 걸린다면

환절기가 되면 많은 이들에게 찾아오는 반갑지 않은 손님이 있으니, 바로 감기다. 감기는 감기 바이러스가 콧구멍에서 후두 사이의 상기도(上氣道)에 감염되었을 때 앓는 대표적인 세균성 질병인데, 감기 바이러스는 리노 바이러스(rhinovirus), 코로나 바이러스(coronavirus), 인플루엔자 바이러스(influenza virus) 등 200종이 넘는다고 한다.

감기에 걸리면 보통 피로와 추위, 재채기, 두통으로 시작하여 콧물이나 기침이 뒤따르며 열이 나고, 근육이나 목이 아픈 경우도 많다. 대체로 증상이 비교적 심하지 않은 편이고, 1주일 정도 지나면 낫기 때문에 심각한 질병은 아니지만, 오랫동안 잘 낫지 않거나 자주 걸리는 사람도 적지 않다.

감기 걸렸을 때 최선의 방법은 감기 바이러스를 모두 죽이는 것이지만, 아직까지 의학적으로 몸 안에 있는 감기 바이러스를 완벽하게 죽이지 못한다. 병원에서 처방해 주는 약들은 감기 바이러스는 방치한 채 감기 증세를 완화시키는 약이 대부분인데, 이런 약을 먹는 것이 현명한 선택일까?

감기 바이러스에 감염되었을 때 면역세포가 이들을 제거하면 감기에 걸리지 않으므로 감기에 걸린 사람은 면역세포가 바이러스를 완전히 제거하지 못한 사람이다. 무장공비가 침투한 상황을 상상해 보자. 뇌세포는 비상사태임을 인식하고, 남아 있는 바이러스를 없애기 위한 긴급조치를 취하게 되는데, 이것이 흔히 감기증상으로 알고 있는 면역반응(45편 참조)이다.

감기 증상들은 감기 바이러스가 일으키는 것이 아니라 면역세포가 감기 바이러스와 싸우는 과정에서 나타나는 면역반응이기 때문에 약을 먹어 증세를 완화시키면 불편은 줄어들지 모르지만, 낫는 데는 도움이 되지 않으며, 오히려 면역 활동을 방해하므로 증세를 완화시키는 약은 부득이할 때 최소한으로 제한하여야 한다.

감기에 걸렸을 때 감기 바이러스를 제거할 방법이 없다면 면역세포의 면역력을 회복시키는 것이 현명한 일이다. 긴급하지 않은 에너지 소비를 최소한으로 줄여 감기 바이러스의 제거에 전념하려는 면역반응을 도와야 한다. 긴급하지 않은 육체적 · 정신적 활동을 줄일 수 있도록 스트레스의 원인이 되는 일은 잠시 덮어두고 편안한 휴식을 취하는 것이 좋다. 산소가 풍부한 곳이면 더욱 좋고, 물은 충분히 마셔야 한다.

질병에 걸리거나 다치면 식욕이 떨어지는 면역반응에 따라 체력이 허용하는 범위 안에서 동물들처럼 금식하는 것이 좋으며, 소화가 잘되는 과일위주의 가벼운 식사도 괜찮다. 아프면 더 잘 먹어야 한다고 생각하기 쉬운데, 우리 몸에는 1주일 이상 식사하지 않아도 사용할 수 있는 에너지가 비축되어 있음을 기억하자. 공비 토벌하는 동안 라면 사재기는 하지 않아도 된다.

　모든 질병이 다 그러듯이 감기도 예방이 최선이다. 감기 바이러스는 공기 속의 작은 물방울이나 환자의 분비물, 또는 바이러스에 오염된 매개물과의 접촉을 통해서 전염되기 때문에 감염 가능성이 높은 매개물과의 접촉을 삼가고, 외출에서 돌아와서는 손을 깨끗이 씻는 등 감염을 차단하는 노력이 중요하지만, 감염경로를 완전히 차단하기는 쉽지 않다.

　감염경로를 완벽하게 차단하기 어렵다면 감기를 예방하는 길은 면역력을 높여 감염이 되어도 발병하지 않도록 하는 방법이 최선이다. 생명스위치를 켜는 친생명적인 생활을 통하여 높은 면역력을 유지(46편 참조)하면 감기뿐만 아니라 모든 면역성 질병으로부터 건강을 지킬 수 있다. 감기 바이러스의 종류가 많아 감기 백신은 효과가 낮으므로 기대할 것이 못된다.

(아시아경제신문 2017.11.3)

48

독감이 두려워할 괄목상대

독감과 감기는 비슷한 점이 많지만, 원인이 되는 독감(인플루엔자) 바이러스가 감기 바이러스와 달라 차이점도 적지 않다. 감기는 대체로 환절기에 잘 걸리며, 증상이 비교적 심하지 않고, 1주일쯤 지나면 낫기 때문에 심각한 질병이 아니지만, 독감은 대체로 감기보다 전염 속도가 빠르고, 증세가 강하며, 많은 사람이 사망하기 때문에 감기보다는 더 잘 대비할 필요가 있다.

독감은 주로 겨울철에 유행하는데, 고열과 근육통이 심하고, 합병증으로 폐렴을 흔히 동반하며, 약 5천만 명이 사망한 1918년 스페인 독감, 1~2백만 명이 사망한 1957년 아시아 독감과 1968년 홍콩 독감처럼 전염력과 치사율이 매우 높은 변종도 있어 사스, 메르스, 신종플루, 조류독감, 돼지독감 등 새로운 독감이 유행할 때마다 독감에 대한 두려움은 커져왔다.

독감에 걸리면 약으로는 독감 바이러스를 죽이지 못하므로 치료가 어려워 감기처럼 예방이 최선이다. 독감 바이러스는 환자와의 접촉이나 분비물을 통해 눈이나 코, 입으로 감염되기 때문에 환자와의 직·간접 접촉을 피하고, 외출에서 돌아오면 손을 깨끗이 씻는 등 감염을 막는 노력이 중요하지만, 감염경로를 완전히 차단하기는 쉽지 않으므로 추가적인 대비책이 필요하다.

독감을 예방하기 위하여 백신을 맞는 사람들도 적지 않은데, 독감 백신의 예방효과는 제한적임을 기억해야 한다. 독감 백신을 맞으면 만들어지는 항체는 6개월 정도 항원과 같은 종류의 독감에만 면역효과가 있는데, 독감 바이러스는 수시로 변이를 일으키기 때문에 세계보건기구(WHO)의 예측과 다른 독감 바이러스가 유행하면 백신의 예방효과는 없기 때문이다.

이처럼 감염경로의 차단이나 백신 접종만으로는 독감을 완벽하게 예방할 수 없기 때문에 가장 좋은 예방법은 태어날 때부터 몸안에 가지고 있는 방어체계인 면역시스템에서 찾아야 한다. 국가의 방위와 치안을 담당하는 군과 경찰이 제 기능을 못하면 도둑이나 강도, 외적으로부터 국가를 안전하게 지킬 수 없다.

독감이 유행할 때마다 독감에 걸린 사람도, 독감으로 죽은 사람도 항상 면역력이 떨어진 사람들이었음을 기억할 필요가 있다. 면역력이 약해졌다면 외부에 눈을 돌리지 말고 약해진 원인을 찾아 회복시키는 것이 느려 보이지만 건강을 지키는 현명한 방법이다.

독감에 걸리면 면역세포들은 비상사태임을 인식하고 긴급하지 않은 에너지 소비를 최소한으로 줄여 독감 바이러스의 제거에 전념하는 긴급조치를 취하는데, 이러한 면역 활동이 성과를 나타내 독감 바이러스를 모두 제거할 때 비로소 독감이 낫는다. 따라서 이런 면역세포의 활동을 돕는 것이 빨리 낫는 지름길이다.

긴급하지 않은 육체적·정신적 활동을 최소화할 수 있도록 편안한 휴식을 취하고, 체력이 허용하는 범위 안에서 동물들처럼 단기간 금식하거나 과일위주로 가볍게 식사하며, 물을 충분히 마시는 것이 좋다(47편 참조). 증세를 완화시키는 약은 면역세포의 활동을 방해하는 측면이 있으므로 고통이 너무 심할 때에 한하여 최소한으로 제한하여야 한다.

독감 바이러스는 끊임없이 변종을 만들어내기 때문에 언젠가 스페인 독감이나 홍콩 독감보다 더 강한 독감이 나타날 수도 있지만, 독감을 이기는 가장 좋은 방법은 오직 한 가지, 우리 면역시스템을 최상으로 유지(46편 참조)하여 모든 독감이 두려워하는 괄목상대로 만드는 것이다. 높은 면역력은 덤으로 어떤 종류의 세균도 막아 주는 값진 선물을 선사할 것이다.

(아시아경제신문 2017.11.10)

49

폐렴이 무서워지는 세상

최근 우리나라 사망원인 통계를 보면 눈에 띄는 것이 하나 있는데 그것이 바로 폐렴이다. 폐렴 사망자는 2005년 전체 사망자의 1.7%인 4,131명으로 사망원인 10위를 차지한 이래 꾸준히 증가하여 2015년에는 암과 심장질환, 뇌혈관질환에 이어 4위까지 상승하였고, 2016년에는 16,476명으로 전체 사망자의 5.9%를 차지하기에 이르렀다.[1]

폐렴은 허파의 가장 작은 단위인 폐포에 세균이 침투하여 염증을 일으키는 질병이다. 원인이 되는 세균으로는 박테리아나 바이러스가 많은데, 곰팡이, 기생충이 원인이 되기도 한다. 병원이나 외래환자 진료소, 요양소와 같은 의료기관에서 감염되는 경우가 많으며, 의료기관 밖에서 감염이 되기도 한다. 세균에 감염이 되었을 때 면역력이 약하면 발병하게 된다.

폐렴은 1년 동안 전 세계 사망자의 7%인 4백만 명의 사망원인으

---

1) 통계청, 2016년 사망원인 통계(2017.9.21. 보도자료), p.7

로 알려져 있다. 면역력이 약한 다섯 살 미만의 어린이와 75세 이상의 노인들이 많이 죽는다. 세계보건기구는 신생아 사망의 1/3이 폐렴 때문으로 추정하며, 저개발국가의 어린이 사망원인 1위를 차지하고 있고, 개발도상국의 폐렴 사망률이 선진국의 다섯 배에 이를 정도로 전형적인 후진국형 질환이다.[2]

선진국들과 달리 우리나라에서 폐렴 사망자가 급증하는 것은 무엇 때문일까? 다섯 살 미만 어린이의 폐렴 사망자는 1983년 1,450명에서 1985년 1,000명 이하로 감소하였고, 1998년 이후에는 100명 이하로, 최근에는 15명 안팎으로 줄어 전형적인 선진국형 모습을 보여주고 있다.[3]

연령이 많은 폐렴 사망자는 전혀 다른 추이를 보여주고 있다. 15세 이상 64세 미만 사망자는 2005년 446명에서 2016년 1,189명으로 꾸준히 늘어나고 있으며, 65세 이상 고령 사망자는 3,650명에서 15,263명으로 급증하였다.[4] 폐렴 사망자의 급증은 면역력의 약화가 원인인데 무엇 때문에 면역력이 약해지고 있을까?

면역력이 인구 고령화 때문에 약해졌다고 보기는 어렵다. 인구 10만명당 사망자 수를 보면 65세 이상의 경우 2005년 127.6명에서 2016년 225.1명으로 급증하였고, 70세 이상 75세 미만의 경우

2) 세계보건기구(World Health Organization), News, Fact sheets, Pneumonia
3) 통계청, KOSIS 통계표, 2016년 사망원인 통계
4) 통계청, KOSIS 통계표, 2016년 사망원인 통계

39.7명에서 74.0명으로 증가하였다. 선진국들의 예를 보아도 소득이 증가하면서 고령화 추세가 이어질 때 폐렴 사망률은 감소하였다.

폐렴보다 사망자 수가 적어서 주요 사망원인에 들어 있지는 않지만, 세균성 질환인 패혈증으로 인한 사망자도 비슷한 추이를 보여주고 있다. 패혈증 사망자는 2005년 1,151명에서 2016년 3,596명으로 꾸준히 늘어나고 있으며, 65세 이상 사망자는 866명에서 3,177명으로 급증하고 있는 것은 면역력 약화의 또 다른 현상이다.

폐렴 사망을 예방하는 길은 두 가지를 생각할 수 있다. 하나는 폐렴의 원인이 되는 감염되어 있는 환자나 물체로부터 세균의 감염을 차단하는 것인데, 완전히 피하는 데는 한계가 있다. 다른 하나는 감염이 되더라도 이를 이겨낼 수 있도록 면역력을 유지하는 것이다.

우리는 주변에서 암 치료 받다가 면역력이 극도로 약해져 폐렴이나 패혈증으로 사망하는 경우를 가끔 보게 된다. 면역력이 약해서 암에 걸린 사람에게 암세포 죽이려고 항암치료나 방사선치료로 면역력을 더 떨어뜨리는 것이 과연 암환자에게 도움이 될까? 생명스위치를 켜는 친생명적인 생활(62편 참조)로 면역력을 높이는 것이 모든 면역성 질환을 이기는 왕도임을 명심해야 한다.

(아시아경제신문 2017.10.13)

50
간을 아끼는 마음이 있다면

면역력이 약할 때 걸리기 쉬우며 죽음으로 이어지는 질병 가운데 바이러스성 간염이 있는데, 간염에는 바이러스 감염 이외에도 여러 원인이 있다. 간염으로 바로 죽는 경우는 많지 않지만, 간염은 간경화를 거쳐 간암으로 이어지거나 바로 간암으로 발전하여 죽음에 이르는 사례는 흔하다.

국제암연구소(IARC)에 따르면 간질환 가운데 주요 사망원인인 간암은 선진국보다는 개발도상국에서 훨씬 많이 발생한다. 동부 아시아는 북부 유럽보다 여섯 배나 많다는데, 특히 우리나라는 OECD 국가들 중에서 가장 많이 발생하며, 아시아와 아프리카 몇 나라를 제외하면 발생자나 사망자 모두 세계 최고 수준인 간질환 후진국이다.[1]

최근 5년간 간암으로 인한 사망자는 매년 11,000~11,500명이며, 알콜성 간염과 간경화 사망자는 6,600~6,800명으로 전체 간질환

1) 국제암연구소(International Agency for Research on Cancer (IARC)), Cancer fact sheets, Liver cancer

사망자 약 18,000명은 전체 사망자의 6.5%를 차지한다. 간질환 사망자는 조기 사망자가 많아 2016년에는 70세 미만 전체 조기 사망자의 12.0%와 60세 미만 전체 조기 사망자의 12.8%가 간질환 사망자였다.[2]

2016년 간질환 사망자 중 조기 사망자의 비율은 70세 미만이 61.0%, 60세 미만이 37.6%였으며, 간질환 종류별로는 간염과 간경화(71.5%, 50.0%)가 간암(54.4%, 29.9%)보다 조기 사망자의 비율이 더 높았다. 성별로는 간질환의 종류에 관계없이 남자 사망자가 여자 사망자보다 3배 정도 많았다.[3]

이처럼 간질환으로 인한 사망자는 유난히 많고, 조기 사망자의 비율이 매우 높으며, 남자가 훨씬 많은 특징이 있는데, 이러한 추세가 개선되지 않는 이면에는 간질환 초기단계에는 진행이 느리고 증상이 심각하지 않아 발병 사실을 모르는 경우가 많으며, 간질환 위험인자가 잘 알려져 있는 현실을 감안할 때 개선하려는 노력이 부족함을 부정하기 어렵다.

우리의 알콜 소비는 세계 최고 수준이고, 최근에 발표된 남성 흡연율 40.7%는 OECD 국가들은 물론, 2012년 세계 남성 평균 흡연율 31.1%보다 훨씬 높은 후진국 수준인데,[4] 우리 사회에는 건강에

---

2) 통계청, KOSIS 통계표, 2016년 사망원인 통계

3) 통계청, KOSIS 통계표, 2016년 사망원인 통계

4) 질병관리본부, 한국사람 10년 전보다 활동 줄고, 비만은 늘어 성인 남자 흡연율 39.3%로 ´14년 대비 3.8%p 감소(2016.11.6. 보도자료)

해로운 술과 담배를 다른 사람들과 함께하는, 간을 힘들게 하는 생활문화가 뿌리 깊어 개인의 노력만으로 개선하기 어려운 것도 문제다.

간질환은 대부분 간염에서 출발하기 때문에 간염을 예방하고 조기에 치유하는 것이 매우 중요하다. 간염의 원인으로는 가장 흔한 바이러스와 박테리아, 기생충 등의 감염 이외에도 알콜의 과잉섭취, 독성물질과 약물의 섭취, 자가면역성, 비 알콜성 지방간, 허혈성 간염 등이 대체로 지적되는데, 크게 세균감염에 의한 경우와 그 밖의 원인으로 나누어 생각해 볼 수 있다.

세균감염으로 인한 간염은 사전에 감염을 차단하고, 감염이 된 다음에는 발병이나 진행을 막기 위하여 위험인자를 줄여야 하는데, 면역력을 높게 유지하는 것이 큰 도움이 된다. 세균감염 이외의 간염은 그 원인이 다양하지만, 알콜이나 담배연기와 같은 발암물질이나 각종 독성물질과 약물을 포함한 위험인자들이 잘 알려져 있어 노력하기에 따라 줄일 수 있는 여지가 많다.

간을 들볶는, 간질환의 위험인자를 버리지 않고 간질환을 예방할 수 있는 길은 없다. 특별한 약이나 음식으로 해결하려는 방법은 오히려 해독의 기능을 수행하는 간에 부담을 줄 우려도 있다. 간질환의 위험인자를 최소로 줄이고, 생명스위치를 켜는 친생명적인 생활(62편 참조)로 자연치유력을 회복하는 것이 최선의 길임을 기억하자.

(아시아경제신문 2017.11.24)

51

바이러스성 간염의 자연치유

간염의 원인에는 여러 가지가 있지만, 바이러스성 간염이 대부분을 차지한다. 간염 바이러스에 감염되면 잠복기를 거쳐 간염에 걸리고, 간경화나 간암으로 발전하여 죽음에 이르는 경우가 많다. 우리나라는 간질환으로 인한 사망자가 60세 미만 남성 조기 사망자의 12%를 차지할 정도로 많아 바이러스성 간염의 예방이 특히 중요하다.

간염 바이러스에는 A형, B형, C형, D형, E형의 다섯 종류가 있는데 종류에 따라 감염경로나 간염의 형태, 치료와 치유 가능성, 사망률에 차이가 있다. A형과 E형은 오염된 음식이나 물을 통해 감염되는데, A형은 위생상태가 열악한 개발도상국에 많다.

B형은 감염된 사람의 혈액이나 체액을 통해 감염된다. 출산 전후에 어머니로부터 아기에게 감염되는 경우가 많고, 성적 접촉 과정에서 침이나 정액, 생리와 같은 체액을 통하거나 주사기의 재사용을 통해 감염되기도 한다. 지역적으로는 우리나라를 비롯한 서

태평양 지역과 아프리카 지역의 감염률이 6%이상으로 가장 높다.

  한 살 미만 유아 감염자의 80~90%와 여섯 살 미만 어린이 감염
자의 30~50%가 만성 간염에 걸리며, 건강한 성인 감염자는 5%미
만이 걸린다. 만성 간염에 걸린 성인의 20~30% 정도가 간경화와
간암으로 발전하는데, 2015년 세계적으로 89만 명이 B형 간염으
로 인한 간경화와 간암으로 사망했다.[1]

  C형은 혈액을 통해서 감염된다. 주로 주사 장비의 재사용 과
정에서 감염되며, 수혈 과정에서 감염되기도 한다. 감염자의
60~80%가 만성 간염에 걸리는데 이 가운데 15~30%가 간경화로
발전한다. 세계적으로 매년 40만 명이 C형 간염으로 인한 간경화
와 간암으로 사망한다.[2] D형은 B형에 감염된 사람에게만 감염되
거나 B형과 동시에 감염되며, 감염경로는 B형과 같다.

  A형 간염은 대체로 급성이며 쉽게 자연치유되고 만성으로 변하
지 않으며, D형과 E형은 발병사례가 적기 때문에 특별한 주의가
필요한 간염은 B형과 C형이다. 세계보건기구(WHO)에 따르면, 간염
으로 인한 사망자의 96%는 B형과 C형 간염 때문이라고 하는데,
이 점은 우리나라도 크게 다르지 않다.[3]

  바이러스성 간염은 다른 바이러스성 질환과 마찬가지로 C형을

---

1) 세계보건기구(World Health Organization), News, Fact sheets, Hepatitis B
2) 세계보건기구(World Health Organization), News, Fact sheets, Hepatitis C
3) 세계보건기구(World Health Organization), Global 3 hepatitis report, 2017

제외하고는 마땅한 치료방법이 없거나 치료효과가 높지 않기 때문에 예방이 매우 중요하다. 바이러스성 간염의 예방은 세 단계로 나누어 생각해 볼 수 있다.

먼저 감염경로를 차단하는 방법이다. 오염된 음식이나 물을 통해 감염되는 A형과 E형은 철저한 위생관리로 막을 수 있다. 혈액이나 체액을 통해 감염되는 B형과 C형, D형은 감염된 사람의 혈액이나 체액의 감염을 철저히 차단하여야 하는데, 특히 주사기처럼 혈액이나 체액과 관계되는 장비의 재사용, 수혈 과정이나 성적 접촉에 주의가 필요하다.

다음으로 간염 백신을 이용하는 방법이 있다. 현재 A형과 B형은 백신 접종이 가능한데, B형은 백신의 예방효과가 높은 것으로 알려져 있다. 다만, 백신은 특정 세균에만 효과가 있어 세균별로 다 맞아야 하고, 면역기간도 다 다르며, C형 간염처럼 백신이 없는 경우도 많다. 100% 예방되는 것은 아니며, 안전성에 대한 논란도 있으므로 선택적으로 이용하는 것이 바람직하다.

세 번째로 우리 몸에 존재하는 면역세포, 즉 자연치유 시스템을 활용하는 방법이다. 면역력이 강한 사람은 감염 되어도 간염에 걸리지 않으며, 걸려도 자연치유된다. 강한 면역력은 간염은 물론, 다른 세균이나 암까지도 모두 막아 주는 최고의 자연치유 시스템임을 기억하고 최상으로 유지(45편 참조)할 수 있도록 생명스위치를 켜는 생활을 생활화할 필요가 있다.

(아시아경제신문 2017.12.1)

52

대상포진에는 예방접종이 최선일까?

면역력이 약할 때 많이 걸리는 바이러스성 질병 가운데 대상포진이 있다. 대상포진은 바이러스성 간염처럼 죽음으로 이어지는 경우는 별로 없지만, 통증이 매우 심하고, 미국에서는 세 사람 가운데 한 사람이 한 번은 걸릴 정도로 많은 사람들이 걸린다. 대부분 60세 이후에 걸리는데, 젊은 층의 발병률도 높아지고 있다.

대상포진을 일으키는 바이러스는 어렸을 때 수두를 일으키는 수두·대상포진 바이러스인데, 수두가 없어진 뒤에도 신경조직에 오랫동안 숨어 있다가 수년 혹은 수십 년 뒤에 면역력이 약해질 때 대상포진을 일으킨다. 작은 물집이 무리지어 생기며 심한 통증을 수반하는데, 물집은 보통 2주일 안에 저절로 낫지만, 통증은 수개월 혹은 수년 동안 지속되는 경우도 있다.

대상포진은 면역력이 약할 때 걸리기 때문에 인간 면역결핍 바이러스(HIV)나 후천성 면역 결핍증(AIDS) 환자, 항암치료나 방사선치료를 받은 암환자, 장기이식을 받았거나 자가면역 질환 등으로 스테로이드와 같은 면역억제 약물을 복용하거나 치료를 받는 사람은 앓을 위험성이 높다.

대상포진은 일단 발병하면 증세를 완화시키는 것 말고는 이 바이러스를 없애는 마땅한 방법이 없으므로 사전에 예방하는 것이 최선이며, 그 방법으로 흔히 백신을 권하는데, 세 단계로 나누어 생각해 볼 수 있다.

감염 단계에서 막는 방법은 현실적으로 한계가 있다. 수두·대상포진 바이러스는 어렸을 때 감염자의 기침이나 재채기를 통해 또는 물집의 접촉으로 쉽게 감염되기 때문에 완벽하게 차단하기는 쉽지 않다. 수두백신을 맞으면 수두 발생을 줄일 수는 하지만, 100% 면역효과가 있는 것은 아니므로 바이러스가 몸 안에 숨어있을 가능성이 적지 않다.

백신을 맞는 방법은 어느 정도 도움이 될 수 있지만, 예방효과는 완벽하지 않다. 대상포진 백신은 면역효과가 5년 정도 지속되므로 미국의 질병관리센터(CDC)는 60세 이후에,[1] 영국의 국가보건서비스(NHS)는 70세 이후에[2] 맞을 것을 권장하고 있다. 미국의 연구 결과에 따르면 60세 이후에 백신을 맞은 사람들은 대상포진 위험이 51~67% 감소하였다.[3]

---

1) 미국 질병관리센터(CDC), What everyone should know about shingles vaccine, Who should get shingles vaccine?

2) 영국 보건부(NHS), Shingles vaccination, Who can have the shingles vaccination?

3) 미국 질병관리센터(CDC), What everyone should know about shingles vaccine, How well does shingles vaccine work?

백신을 맞아서는 안 되는 사람들도 있다. HIV나 AIDS 환자, 항암치료나 방사선치료를 받은 암환자, 백혈병이나 림프종처럼 골수나 림프조직이 손상된 암환자, 스테로이드와 같은 면역억제 약물치료를 받는 사람처럼 면역력이 약해진 사람들이나 백신에 심한 알레르기 반응을 보이는 사람들은 백신을 피해야 한다.

대상포진을 예방하는 세 번째 방법은 면역력을 높게 유지하는 방법으로 가장 안전하며 부작용이 전혀 없는 최고의 방법이다. 면역력이 강한 사람은 대상포진은 물론, 어떤 세균에 감염 되어도 질병에 걸리지 않으며, 암에도 걸리지 않는다. 일시적으로 약해져 어떤 질병에 걸려도 면역력이 회복되면 쉽게 자연치유된다.

예방접종에 지나치게 의존하려는 방법은 현명하지 못하다. 예방접종은 질병 종류별로 다 맞아야 하는데, 어떤 세균에 대해서는 백신이 개발되어 있지 않아 맞을 수도 없고, 어떤 백신은 면역효과가 단 기간에 그치거나 예방효과가 별로 높지 않아 백신을 맞아도 질병에 걸릴 수 있다. 거기다 백신을 만들 때 사용하는 중금속 때문에 안전성에 대한 논란도 있다.

백신의 제한적 효과와 자연치유의 원리를 감안하면 면역력을 최상으로 유지(45편 참조)하면서 질병이 치명적이면서 백신의 효과가 높은 일부 백신에 한하여 선택적으로 접종하는 것이 좋은 전략이다.

(아시아경제신문 2017.12.8)

53
패혈증이 무서운 이유

몇 년 전 신바람 박사로 불리며 건강 관련 분야에서 왕성하게 활동하던 한 유명인사가 특별한 지병도 없었는데 갑자기 패혈증으로 세상을 떠난 일이 있었고, 최근에는 귀순한 북한 병사가 패혈증 증세도 있다는 보도가 있었다. 패혈증과 관련해서는 가끔 세간의 관심을 끄는 보도가 나오지만, 패혈증에 대한 우리의 관심은 그리 높은 편은 아니다.

우리나라의 패혈증 사망자는 1997년까지 매년 1천명 미만이었으나, 2011년까지 1천명 선을 유지하다가 2012년 2,140명, 2015년 3,045명, 2016년 3,596명으로 가파르게 증가하였다.[1] 2016년 패혈증 사망자는 전체 사망자의 1.3%수준으로 아직까지 많지 않지만, 증가세는 뚜렷하다.

폐렴 환자가 패혈증으로 죽으면 사망원인이 패혈증이 아닌 폐렴으로 분류되는 것처럼 사망원인 통계에서 좀처럼 패혈증 사망자

---

1) 통계청, KOSIS 통계표, 2016년 사망원인 통계

로 분류되지 않으므로 사람들은 패혈증의 위험성을 모르기 쉽다. '패혈증 없는 세상'을 표방하며 2010년에 설립된 세계 패혈증 동맹(GSA)은 매년 3천만 명이 패혈증에 걸려 800만 명이 사망한다는데,[2] 이는 전 세계 사망자의 14%나 된다.

미국의 질병관리센터(CDC)는 1년에 150만 명의 미국인이 패혈증에 걸리며, 이 가운데 25만 명이 사망하고, 병원에서 죽은 사람의 1/3이 패혈증 사망자라 하니 전체 사망자의 10%가 패혈증 사망자인 셈이다.[3] 영국은 2010년 패혈증 관련 사망자가 전체 사망자의 7.7%로 알려졌다.[4]

GSA는 2012년부터 9월 13일을 '세계 패혈증의 날'로 정하고, 매년 행사를 통하여 패혈증의 위험성과 예방의 중요성에 대하여 적극 홍보하고 있다. 그 동안 패혈증 사망자에 대한 통계조차 없을 정도로 패혈증에 무관심하던 세계보건기구(WHO)도 지난 5월 'WHO 패혈증 선언'을 채택하여 패혈증의 예방을 위한 노력에 동참하고 있다.

패혈증은 감염된 세균이 혈액 속에서 번식하면서 전신에 심각한 염증이 생겨 혈관을 통한 산소의 공급이 원활하지 못하므로 장기와 조직이 손상되어 죽음에 이르는 마지막 과정에서 나타나는

---

2) 세계 패혈증 동맹(Global Sepsis Alliance; GSA), Sepsis

3) 미국 질병관리센터(Centers for Disease Control and Prevention; CDC), Sepsis, Data & reports

4) Duncan McPherson and six co-authors, Sepsis-associated mortality in England: an analysis of multiple cause of death data 2001 to 2010

증상으로 심근경색이나 뇌졸중처럼 비상상황이다. 감염 가능성이 높은 박테리아를 예측하여 항생제로 치료하는데, 생존 가능성은 적절한 치료를 얼마나 빨리 받느냐에 달려있다.

패혈증을 일으키는 세균은 박테리아가 많은 부분을 차지하지만, 독감 바이러스, 조류독감, 돼지독감, 에볼라와 같은 바이러스는 물론, 곰팡이나 기생충이 패혈증의 원인이 되기도 한다. 중증 패혈증의 치사율은 50%, 패혈증 쇼크가 오면 80%에 이른다는 연구결과가 있을[5] 정도로 패혈증은 치사율이 높기 때문에 사전예방이 중요한데, 그 방법은 세 단계로 나누어 생각해 볼 수 있다.

철저한 위생관리로 감염을 줄이는 방법은 바람직하지만, 모든 세균으로부터 완전히 차단하는 것은 현실적으로 한계가 있다. 백신을 맞는 방법은 세균의 종류가 다양하여 위험성이 높은 폐렴구균 등의 백신을 맞는 정도를 생각할 수 있으므로 위험성을 어느 정도 낮추는 효과가 있다.

패혈증을 예방하는 세 번째 방법은 면역력을 높게 유지하는 방법이다. 당뇨병이나 암 환자, 항암치료나 면역억제 치료를 받은 경우, 어린이나 노인들처럼 면역력이 낮은 사람들은 패혈증에 걸릴 위험이 높다.

면역력이 강한 사람은 어떤 세균에 감염 되어도 패혈증은 물론,

---

5) Wikipedia, Sepsis

어떤 질병에도 잘 걸리지 않는다. 면역력을 최상으로 유지^(45편 참조)하는 것이 건강을 지키는 최고의 전략인 이유다.

(아시아경제신문 2017.12.15)

54

면역결핍증의 예방

감기나 독감을 비롯한 세균성 질환이나 암에 잘 걸리지 않는 사람들은 면역력이 강한 사람들이다. 이런 사람들은 에너지가 넘치고, 쉽게 피로를 느끼지 않으며, 어쩌다 이런 질병에 걸려도 증상이 가볍고 쉽게 낫는다. 그렇지만, 면역세포가 살아가는 물리적, 정신적, 영적 환경은 수시로 변하기 때문에 강한 면역력을 늘 유지하는 것은 쉬운 일이 아니다.

각종 세균이나 암으로부터 몸을 보호해야 할 면역세포가 심하게 손상되어 세균성 질병에 자주 걸리고, 심하게 앓으며, 오랫동안 지속되는 증상을 면역결핍증이라 부른다. 면역력이 일시적으로 약한 상태에서 어떤 세균성 질병이나 암에 걸렸을 때는 면역력이 회복되면 쉽게 낫지만, 면역결핍증 환자는 이런 질병에 쉽게 걸리고 잘 낫지 않는다.

면역결핍증은 선천적인 경우와 후천적인 경우로 나눌 수 있다. 선천적인 면역결핍증은 특정 유전자에 돌연변이가 생긴 유전적

결함을 가지고 태어나는 경우로 대체로 유아시절이나 청소년기에 발견되며, 100종류 이상이 알려져 있는데, 환자가 매우 드물다. 후천적인 면역결핍증은 출생 이후에 여러 원인으로 걸리는데, 발병 사례가 훨씬 많으며, 한 번 걸리면 쉽게 낫지 않는다.

약물의 사용은 후천적인 면역결핍증의 주요 원인이다. 장기나 조직을 이식할 때 거부반응을 억제하기 위해 사용하는 면역억제제, 자가면역질환에 걸렸을 때 증세를 완화시키기 위해 사용하는 스테로이드, 암세포를 죽이기 위해 사용하는 항암제와 방사선, 중금속이나 살충제, 석유화학제품과 같은 환경 독성물질, 흡연이나 알콜, 기타 약물의 남용은 면역결핍증의 원인이 된다.

직접 또는 간접적으로 면역력을 떨어뜨리는 질병도 많다. 혈당이 높으면 백혈구가 제대로 기능하지 못하기 때문에 당뇨병은 면역결핍증의 원인이 될 수 있으며, 백혈구나 림프를 생산하는 골수를 손상시키는 암, 후천성 면역 결핍증(AIDS)을 일으키는 바이러스의 감염, 만성 신장질환, 호르몬이나 대사 질환도 면역결핍증의 원인이 된다.

이밖에 영양실조도 면역력을 손상시키는 원인이 된다. 체중이 표준체중의 80%미만, 특히 70%미만으로 떨어지면 면역결핍증에 걸릴 가능성이 높아지며, 나이가 드는 것도 면역세포의 생산이 줄어들고, 면역력 유지에 중요한 칼슘이나 아연과 같은 영양소의 흡수력이 떨어져 면역결핍증의 원인이 될 수 있다.

면역결핍증은 사람을 죽게 하는 직접적인 원인은 아니므로 면역결핍증 환자도 세균성 질병이나 암을 예방하면 정상적인 수명대로 살 수 있다. 최상의 위생상태를 유지하고 환자와의 접촉을 피하는 등 모든 세균 감염을 차단하고 암세포가 잘 생기고 자라는 환경을 개선하면 어느 정도 예방이 가능하다.

면역결핍증 환자가 세균성 질병에 걸리면 세균의 종류에 따라 항생제나 항바이러스 약물로 치료하며, 주사로 항체를 주입하거나 줄기세포를 이식하여 면역력을 높여주는 방법을 사용하여 치료하기도 한다.

그렇지만, 면역결핍증 환자가 세균 감염과 암을 완벽하게 예방하는 것은 쉬운 일이 아니며, 세균성 질병이나 암에 걸렸을 때 어떤 방법으로 치료하여도 면역결핍증에 걸리지 않았을 때에 비하여 치료효과가 떨어질 수밖에 없으므로 최선의 길은 위에 열거된 후천적인 면역결핍증의 원인을 차단하여 예방하는 것이다.

나아가 면역결핍증 예방의 중요성과 함께 반드시 기억하여야 할 일은 면역결핍증의 예방에 그치지 말고, '생명스위치를 켜는 생활'을 생활화하여 평소에 면역력을 최상으로 유지(46편 참조)하는 건강한 삶을 사는 일이다.

(아시아경세신문 2018.1.12)

55
면역세포의 혼란, 자가면역 질환

류마티스 관절염, 건선, 1형 당뇨병, 크론병, 원형 탈모증, 다발성 경화증, 전신 홍반성 낭창(루푸스), 만성 갑상선염, 갑상선 항진증, 갑상선 저하증, 자가면역성 간염, 자가면역성 췌장염, 다발성 근염, 피부 근염, 백반증 ----- 많은 사람들에게 생소한 이름들이지만, 이 병을 앓고 있는 사람들은 심한 고통에 시달리며, 치료 받아도 좀처럼 낫지 않는다는 사실을 잘 안다.

외부의 적인 세균이나 내부의 적인 암세포로부터 몸을 보호하여야 할 면역세포가 본래의 기능을 제대로 수행하지 못하는 현상이 면역세포 실패의 첫 번째 유형이라면, 위의 질병들은 면역세포가 혼란에 빠져 인식기능에 오류가 생김에 따라 보호해야 할 정상세포들을 오히려 공격하는 현상으로 면역세포 실패의 두 번째 유형으로 볼 수 있는데, 이들을 자가면역 질환이라 부른다.

면역세포는 적으로 인식되는 물질만을 공격하는 특성을 가지고 있는데, 자가면역 질환에 걸리면 정상세포인 '나'를 침입자인 '남'으로 잘못 인식하여 공격하므로 국방과 치안을 담당하고 있는 군과 경찰이 외적이나 강도, 도둑이 아닌 국가에 반역하거나 선량한 국민을 공격하는 난감한 상황에 빠지며, 개가 주인을 무는 것을 연상하면 이해가 쉽다.

자가면역 질환은 80가지 정도가 알려져 있는데, 어떤 세포를 공격하느냐에 따라 병명이 다를 뿐 원리는 같다. 제일 흔한 류마티스 관절염의 경우 면역세포가 손목이나 손가락 같은 관절을 공격할 때 생기는 질병이며, 췌장의 인슐린을 생산하는 베타세포를 공격하면 1형 당뇨병, 간세포를 공격하면 자가면역성 간염이 되는 것과 같다.

자가면역 질환은 환자의 수가 대단히 많고, 좀처럼 잘 치유되지 않으며, 사망자도 적지 않으므로 심각한 질병 가운데 하나인데, 자가면역 질환이라는 용어나 질병의 원리가 대중적으로 잘 알려져 있지 않고, 다양한 발병 위치에 따라 병명이 다르다 보니 사람들은 자가면역 질환의 심각성을 잘 모른다.

우리나라에서는 자가면역 질환 통계를 찾기 어려운데, 미국이나 영국의 예를 보면 심각성을 짐작할 수 있다. 미국 질병관리센터(CDC)는 미국 국민의 8%정도가 이 질병의 환자로 암과 심장질환 다음으로 많다고 하는데,[1] 미국 자가면역 질환 협회(AARDA)는 이보다

---

1) 미국 질병관리센터(Centers for Disease Control and Prevention; CDC), Emerging infectious diseases, Women and autoimmune diseases

훨씬 많은, 전 국민의 13%인 5천만 명이 환자라고 추정한다.[2] 65세 미만 미국 여성들의 주요 사망원인의 하나이며, 영국에서는 이 질병이 사망원인의 6~7번째를 차지한다고 한다.

자가면역 질환에 걸릴 때 면역세포가 공격하는 정상세포의 범위는 매우 넓은데, 대체로 관절, 근육, 피부, 적혈구, 혈관, 연결 조직, 내분비샘을 공격하는 경우가 흔하다. 질병의 증세는 공격하는 세포에 따라 다양하지만, 대체로 피로, 고열, 근육 통증, 부종, 붉은 반점, 전반적 불안 등이 있는데 이런 증상은 시간이 지나면서 악화되었다가 완화되기를 반복하는 경향이 있다.

자가면역 질환은 발병 형태에 몇 가지 특징이 있다. 남자에 비해 여자의 발생비율이 세 배 정도로 훨씬 높으며, 가족 단위로 집단으로 발생하는 경우가 많다. 한 사람이 동시에 여러 종류의 자가면역 질환을 앓거나 성인이 되어 발병하는 경우가 흔하다.

자가면역 질환은 면역세포가 어떤 정상세포를 적으로 인식하여 항체를 생산하였는지를 식별하여 어떤 질병에 걸린지를 진단하는데, 정확하게 진단이 되는 경우에도 잘 치료하지 못하고 악화되었을 때 증세를 완화시키는 수준에 머무르고 있다. 질병의 원리를 바탕으로 면역세포의 혼란을 잠재우는 근본적인 치유가 아쉽다.

(아시아경제신문 2017.12.29)

---

2) 미국 자가면역질환 협회(American Autoimmune Related Diseases Association; AARDA), News-information, Statistics

56

자가면역 질환의 치료 · 치유와 예방

군이나 경찰이 국가에 반역하거나 선량한 국민을 공격하는 상황
이 벌어진다면 가장 좋은 해법은 무엇일까? 군과 경찰을 아예 없애
버리거나 인원도 줄이고, 무기도 회수하여 방위 능력을 떨어뜨리
는 것이 좋을까? 주인을 무는 개가 있을 때 개를 없애거나 입에 재
갈을 물리고 줄로 묶어두거나 음식을 줄여 체력을 떨어뜨리는 것
이 좋은 방법일까?

자가면역 질환의 원인에 대해서는 박테리아나 바이러스 같은 세
균, 약물, 화학적 자극물질, 환경적 자극물질 등 여러 이론이 제시
되고 있으나, 명확한 결론은 내리지 못하고 있다. 안타깝게도 현대
의학은 원인은 모른 채 소염제나 스테로이드, 면역억제제와 같은
약을 사용하여 정상세포를 공격하는 면역세포의 방위능력을 떨어
뜨리는 치료를 하고 있다.

면역세포의 공격력이 약해지면 일시적으로 증세가 완화되어 효
과가 있는 것처럼 보이지만, 원인은 그대로 남아 있어 낫지 않기

때문에 근본적인 해결방안이 아니다. 그 뿐이랴. 면역억제제를 이용한 자가면역 질환 치료는 장기적으로 면역력을 떨어뜨려 심각한 세균성 질병이나 암에 걸릴 위험성을 높이므로 빈대 잡다가 초가삼간을 태울 위험성을 가지고 있다.

이처럼 잘 낫지 않으면서 면역력을 떨어뜨리는 치료에 고생하는 사람을 만나는 것은 그리 어려운 일이 아닌데, 군과 경찰의 치안·방위 능력이나 개의 집 지키는 능력을 떨어뜨리는 것과 같은 어설픈 치료에 언제까지 몸을 맡겨야 할까? 군과 경찰이 국가에 반역하거나 선량한 국민을 공격하는 이유, 개가 주인을 무는 이유를 찾아서 해결하는 것이 올바른 해법이 아닐까?

면역세포가 혼란에 빠져 정상세포인 '나'를 침입자인 '남'으로 잘못 인식하는 이유가 아직까지 밝혀지지는 않았지만, 나의 잘못된 삶이 면역세포가 활동하기 좋은 환경을 훼손하기 때문임을 생각하기는 어렵지 않다. 정부가 국민을 위하는 통치를 하고, 주인이 개를 사랑으로 돌보아 준다면, 정부·국민이나 주인을 공격하는 일은 없을 것이기 때문이다.

면역세포의 혼란의 원인이 면역세포의 활동 환경을 훼손하는 나의 잘못된 생활에 기인한다는 사실을 인정하면, 자가면역 질환의 예방과 치유의 길은 명확해진다. 면역세포가 살아가는 물리적, 정신적, 영적 환경을 개선하는 것이며, 자가면역 질환이 많이 발생하는 환경을 보면 그 해답을 찾을 수 있다.

자가면역 질환은 소득이 높아지고 위생환경이 좋아질수록 환자가 늘어나는 경향이 있어 선진국에서 많이 발생하며, 편의시설이 부족한 저소득 국가에서는 환자를 찾아보기 어렵다. 미국은 환자수가 꾸준히 증가하고 있고, 독일의 경우 개발이 늦은 동독 지역보다 서독 지역의 환자발생이 훨씬 많으며, 이와 유사한 사례는 많다.

위생가설(hygiene hypothesis)에 따르면 특히 어렸을 때 지나치게 깨끗한 환경보다는 다소 지저분하고 벌레나 감염에 노출되는 것이 면역세포를 정상적으로 활동할 수 있도록 훈련시켜 자가면역 질환과 알레르기 발생이 적다고 한다. 아직까지 위생가설의 원리가 명확하게 밝혀지지는 않았지만, 사회의 발전이 면역세포의 혼란의 한 원인이 될 수 있음을 보여준다.

자가면역 질환의 치유와 예방을 위해서는 '생명스위치를 켜는 친생명적인 생활'(45편 참조)을 생활화하여 면역세포가 살아가기 좋은 물리적, 정신적, 영적 환경을 만들어 주어야 한다. 현재 앓고 있는 사람, 특히 가족이 함께 앓고 있거나 한 사람이 여러 질병을 앓고 있다면, 척박한 환경의 개선을 기다리는 면역세포의 외침에 반드시 응답하여야 한다.

(아시아경제신문 2018.1.5)

57

면역세포의 과민반응, 앨러지

감기나 독감을 비롯한 세균성 질환이나 암으로부터 우리 몸을 지켜야 할 면역세포가 제 역할을 하지 못하는 상태가 면역세포의 실패인데, 여기에는 세 가지 유형이 있다. 첫째는 면역력이 약하여 세균성 질환이나 암으로부터 몸을 제대로 지키지 못하는 것이고, 둘째는 면역세포가 혼란에 빠져 정상세포를 공격하는 자가면역질환이며, 셋째는 면역 과민반응으로 흔히 알레르기라 부르는 앨러지다.

앨러지는 꽃가루나 우유, 달걀과 같이 사람들에게 별로 해롭지 않은 어떤 물질(앨러지 항원)에 대해 면역세포가 과민반응을 나타내는 질환이다. 면역세포는 원래 세균을 만나면 항체를 생산하는데, 해롭지 않은 물질을 만났을 때 항체를 만들고, 이 항체가 같은 물질을 다시 만나면 히스타민과 같은 화학물질을 분비하여 피부나 콧구멍, 기도, 소화기 등에 염증을 일으키는 것이다.

세계앨러지기구(WAO)에 따르면 앨러지는 대부분의 선진국 인구의 20%이상이 앓는 매우 흔한 질병이다. 특히 천식과 아토피는 1960 · 70년대에 산업화된 국가에서 증가하기 시작하여 1980년대 이후에 더욱 증가하였다.[1] 미국은 성인의 30%, 어린이들의 40%가 앨러지를 앓고 있으며,[2] 영국은 성인의 44%가 앨러지 환자인데, 이 가운데 48%가 하나 이상을 앓고 있다.[3]

건강보험심사평가원에 따르면 우리나라도 앨러지 환자가 적지 않다. 앨러지로 진료를 받은 환자는 2012년 1,430만 명에서 2016 년에는 1,497만 명으로 4.7% 증가하였으며, 2016년의 환자 수는 전 국민의 30%에 이른다. 종류별로는 앨러지성 비염 환자가 668 만 명(2016년), 천식 환자가 161만 명(2015년)이나 된다.[4]

앨러지 항원은 매우 다양하며 증상도 사람마다 다르다. 먼지나 꽃가루와 같이 공기 속에 들어있는 미세한 물질이 눈이나 코, 폐와 접촉하면 가려움, 재채기, 숨 가쁨 등 여러 증상이 나타난다. 음식 앨러지는 복통, 구토, 설사, 피부 가려움 등의 증상을 보이고, 곤충 침, 아스피린과 같은 약물, 페니실린과 같은 항생제, 라텍스 등에 도 다양한 증세를 보인다.

앨러지 원인으로는 유전, 성(性), 인종, 연령 등의 인적 요소와 음 식, 라텍스, 약물, 생활방식 등 환경적 요소로 나눌 수 있는데, 인

1) 세계앨러지기구(World Allergy Organization; WAO), WAO White Book on Allergy 2013, p.23

2) WebMD Medical Teams, Allergies, Allergy statistics and facts

3) 영국 Allergy UK, Information and advice, Statistics

4) 건강보험심사평가원, 보건의료빅데이터개방시스템, 의료통계정보, 앨러지

적 요소 가운데는 유전적 요소가 가장 큰 영향을 주는 것으로 알려져 있다. 일란성 쌍둥이는 70%정도, 이란성 쌍둥이는 40%정도가 같은 앨러지를 가지고 있고, 앨러지 부모의 자녀들은 앨러지 환자가 많아 앨러지의 유전 가능성은 상당히 높다.

앨러지의 유전적인 원인은 어느 정도 설득력이 있지만, 사회가 발전하고 소득이 높아지면서 늘어나는 최근의 앨러지 증가를 설명하지 못하며, 대책마련에 별 도움을 주지 못한다. 산업화가 진행되면서 세균에 더 적게 노출되는 환경에서 자란 어린이들에게 앨러지가 더 많이 발생하는 현상은 생활방식을 포함한 환경적 요소로 설명할 수밖에 없는데, 이것이 위생가설이다.

사회의 발전과 함께 앨러지 환자는 늘어나고 있지만, 치료는 복잡한 검사를 거쳐 개인별 앨러지 항원을 찾아내 접근을 차단하거나 항히스타민제와 같은 약물을 사용하는 증세완화에 그치고 있다. 일부 앨러지는 위생가설에 근거하여 앨러지 항원에 노출을 늘려주는 면역요법이 효과적이나, 발전을 거슬러 옛날로 돌아가는 것도 쉬운 일은 아니다.

평소에 최상의 면역력을 유지할 수 있도록 '생명스위치를 켜는 친생명적인 생활(45편 참조)'을 하여야 하는 이유가 바로 여기에 있다.

(아시아경제신문 2018.1.19)

58

위생가설이 말해주는 앨러지의 진실

앨러지는 환자는 대단히 많지만, 세균 질환과 달리 전염되지 않고, 치명적이지 않으므로 앨러지가 주는 두려움은 상대적으로 작은 편이다. 세계보건기구(WHO)에 따르면 매년 25만 명(전 세계 사망자의 0.4%수준)의 천식 환자가 조기 사망한다고 하는데,[1] 앨러지의 종류가 많아 앨러지 전체 사망자를 파악하기는 쉽지 않다.

앨러지에는 눈여겨 볼 부분이 있다. 환자 수가 많고 증가추세에 있으며, 고통으로 삶의 질이 매우 낮은 사람이 적지 않다. 선진국들에서 보듯이 사회가 발전할수록 대부분의 감염성 질환은 줄어들지만, 앨러지 환자는 오히려 늘고 있다. 그런데 예방이나 근본적인 치유는 못하고, 개인별 앨러지 항원을 찾아내 차단하거나 약물을 사용하는 증세완화 치료에 머무르고 있다.

앨러지의 예방을 위해서는 원인을 알아야 하는데, 유전이 앨러지 원인이라는 주장은 앨러지 예방에 도움이 안 되기 때문에 앨러

---

1) 세계보건기구(World Health Organization), News, Fact sheets, Asthma

지 원인으로 관심을 끄는 것은 위생가설이다. 위생가설은 천식과 앨러지성 비염이 20세기에 급증한 원인을 연구하는 과정에서 사회가 산업화되면서 대가족이 소가족으로 바뀜에 따라 어렸을 때 감염에 적게 노출된 것을 앨러지 원인으로 지적하였다.

  사례연구가 늘어나면서 위생가설은 두 앨러지에서 여러 앨러지와 자가면역 질환까지 확대되었으며, 이러한 질병은 개발도상국보다는 선진국에서 많이 발병하고, 사회가 발전할수록 환자가 늘어나는 점과 개발도상국에서 선진국으로 이민 갈 때 늘어나는 점을 '위생적으로 깨끗해짐에 따라 환자가 늘어나는 현상'으로 설명하는 가설로 발전하였다.

  면역학에서는 위생가설을 면역세포의 불균형으로 설명한다.[2] 면역세포의 일종인 T세포에는 세균을 죽이는 역할을 하는 살해 T세포와 다른 면역세포의 활동을 도와주는 조력 T세포, 면역세포의 활동을 억제하는 조절 T세포 등 여러 종류가 있으며, 조력 T세포에는 1형 조력 T세포(Th1)와 2형 조력 T세포(Th2)가 있다.

  Th1과 Th2는 서로 억제하는 성향이 있어서 Th1에 대한 자극이 부족하면 Th2가 지나치게 활성화되어 항체의 형성을 자극하여 앨러지 질환을 일으킨다. 대가족, 세균감염, 시골생활, 동물접촉 등은 Th1을 활성화시키며, 서구식 생활방식과 식습관, 도시환경, 항생제 사용, 먼지 진드기나 바퀴벌레에 대한 민감한 반응 등은 Th2

---

2) Wikipedia, Hygiene hypothesis

를 활성화시키는 요소들이다.

위생가설은 앨러지 비염, 천식, 결막염, 벌독 앨러지 등 일부 앨러지를 치료하는 면역요법에 효과적으로 활용되고 있다. 앨러지의 원인이 되는 항원을 낮은 농도부터 소량씩 반복 투여하여 원인 항원에 대한 감수성을 약화시켜 증상을 호전시키는 치료 방법으로 주사나 알약 또는 물약을 사용한다.

위생가설은 완벽하게 검증된 법칙은 아니며, 비판하는 의견도 있기 때문에 아직까지 가설에 머무르고 있다. 그렇지만, 위생가설은 Th1을 활성화시키는 환경과 Th2를 활성화시키는 환경이 어느 정도 균형을 이루는 것이 면역세포가 활동하기 좋은 환경이라는 사실을 말해준다. Th1과 Th2 사이에 지나친 불균형이 존재한다면, 개선하는 것이 앨러지를 예방하는 현명한 길이다.

Th1을 활성화시키는 서구식 생활방식과 식습관, 도시환경, 항생제 사용을 줄이고, Th2를 활성화시키는 대가족, 시골생활, 동물접촉 등을 늘려 면역세포의 활동환경을 개선하고, 나아가 '생명스위치를 켜는 친생명적인 생활(45편 참조)'로 최상의 면역력을 유지하면, 면역세포가 우리 몸을 안전하게 지켜 줄 것이다.

(아시아경제신문 2018.1.26)

59
앨러지를 이기는 슬기

건강보험심사평가원에 따르면, 2016년 앨러지 진료를 받은 사람은 전 국민의 30%인 1,497만 명이었다. 종류별로는 앨러지성 비염 환자가 668만 명으로 45%를 차지하였고, 그 다음으로 앨러지성 결막염과 아토피 피부염, 앨러지성 천식이 많았다.[1] 선진국들에서 보듯이 사회가 발전할수록 앨러지 환자는 늘어나는 추세이므로 앨러지로 고통받는 사람은 더 늘어날 가능성이 많다.

앨러지성 비염은 꽃가루나 애완동물의 털, 먼지, 곰팡이와 같은 앨러지 항원을 만날 때 면역세포가 과민반응하여 콧물이나 코 막힘, 재채기, 눈물, 가려움, 눈 주위가 붓는 증상이 나타난다. 감기와 유사하나, 2주일 이상 지속되는 경우가 많고, 열이 나지 않는다. 천식이나 앨러지성 결막염, 아토피성 피부염을 동반하는 경우가 많다.

앨러지성 결막염은 꽃가루나 향수, 화장품과 같은 항원을 만날

---

1) 건강보험심사평가원, 보건의료빅데이터개방시스템, 의료통계정보, 앨러지

때 눈이 가렵고, 눈꺼풀이 붓거나 눈물이 나오며, 통증을 동반한 이물감을 느끼는 질환이다. 날이 따뜻하거나 건조할 때 증상이 심해지며, 이러한 육체적인 불편함에 더하여 바깥활동이나 독서, 수면, 운전과 같은 활동을 꺼리게 되므로 생활 패턴이 바뀌게 된다.

천식은 기관지가 좁아져서 숨이 차고, 기침이 나며, 가슴이 답답해지고, 호흡이 불편해지는 증상이 되풀이되는 만성 염증 질환이다. 기도가 좁아져 발작을 일으키기도 하며, 사망자도 적지 않다. 밤과 이른 아침이나 운동할 때, 차가운 날씨에 증세가 심해지는 경우가 많고, 아스피린을 복용하거나 술을 마실 때도 나타나며, 직업과 관련된 경우도 많다.

천식은 앨러지 항원을 만날 때 나타나는 앨러지성인 경우와 앨러지성이 아닌 경우가 있는데, 증상은 거의 같다. 역류성 식도염이나 흔히 축농증이라 부르는 비부비동염(鼻副鼻洞炎), 수면 무호흡증이 함께 나타나는 경우가 많고, 불안 장애나 분위기 장애와 같은 정신 장애도 흔하다.

아토피 피부염은 피부에 염증이 생겨 가렵고, 붉어지며, 붓는 습진 질환이다. 대체로 어려서 발병하여 나이 들면서 증상이 변한다. 유아기에는 주로 얼굴에, 성장하면서 무릎 뒤와 팔꿈치 앞에, 성인은 손발에 많이 나타난다. 앨러지성 비염이나 천식과 같이 앓는 경우가 많다. 앨러지 항원을 만나면 증상이 심해지며, 과일을 많이 먹으면 호전되고, 패스트 푸드에는 악화되는 경우가 많다.

이밖에 앨러지 과민증, 약물 앨러지, 음식 앨러지, 곤충 독침 등 종류가 많은데, 여러 종류의 앨러지를 동시에 앓는 사람이 많다.

앨러지 환자가 담배연기나 돼지고기, 견과류 등 앨러지 항원을 알고 있을 때 손쉽게 사용하는 방법은 앨러지 항원을 피하는 것인데, 불편하지만 부작용은 없다. 증세완화를 위하여 항히스타민제나 스테로이드와 같은 약물을 많이 사용하며, 일부 앨러지는 위생 가설에 근거하여 앨러지 항원에 노출을 늘려주는 면역요법을 사용하기도 한다.

이러한 앨러지 치료방법은 증세를 완화하여 일시적인 도움은 되지만, 증상은 언제든지 재발될 수 있으며, 특히 스테로이드와 같은 약물을 장기 사용하는 방법은 부작용이 작지 않으므로 원인을 제거하여 앨러지를 근본적으로 치유하고 예방할 필요가 있다.

(아시아경제신문 2018.2.2)

60
항생제의 두 얼굴

항생제는 미생물이 다른 미생물로부터 자신을 보호하기 위해 분비하는 물질이다. 1928년 영국의 플레밍이 푸른곰팡이에서 페니실린을 발견한 이후 1940년대 대량 생산이 가능해지면서 세균성 질환의 치료에 많이 이용되었다. 처음에는 곰팡이 또는 토양 미생물이 만든 것을 이용했으나, 오늘날에는 합성 항생제도 많이 개발되어 이용되고 있다.

항생제는 미생물 가운데 박테리아를 죽이거나 성장을 억제하는 데 탁월한 효과가 있어서 결핵과 같은 박테리아성 질병으로 죽어가던 수많은 사람들에게 큰 도움을 줄 수 있었다. 제대로 기능을 못하던 면역세포를 대신하여 박테리아성 질병과 이러한 질병으로 인한 사망을 획기적으로 감소시켰다. 항생제의 도움으로 선진국에서는 박테리아성 질병이 거의 사라지게 되었다.

그렇지만, 항생제의 효과는 제한적이다. 미생물 가운데 대체로 박테리아에 한정되기 때문에 면역세포의 기능을 완전히 대체하지는 못한다. 원생동물에 대해서는 일부 항생제만 효과가 있으며, 감기나 독감균과 같은 바이러스에는 어떤 항생제도 전혀 효과가 없기 때문이다.

항생제는 부작용도 적지 않다. 소화 장애나 설사와 같은 일시적인 부작용도 있지만, 심각한 문제는 항생제에 대한 내성 때문에 기존의 항생제로는 치료할 수 없는 슈퍼박테리아가 늘어나는 점이다. 항생제의 효과와 쉬운 접근성은 플레밍이 예견한 대로 항생제의 오남용을 가져와 내성균을 확산시키고, 다른 한편으로는 앨러지를 증가시키는 부작용도 있다.

항생제 내성은 세균이 스스로 항생제에 대항하여 생존할 수 있는 능력을 가지는 것을 말한다. 항생제 내성은 자연적으로 일어나는 현상이지만, 항생제의 오남용이 내성균의 출현을 가속화시켜 질병의 치료를 어렵게 하여 입원기간을 길게 만들고, 진료비용과 사망률을 높이는 것이 문제다. 미국 질병관리예방센터(CDC)에 따르면 미국에서만 매년 2백만명 이상이 항생제 내성을 가진 박테리아에 감염되어 이 가운데 23,000명 이상이 사망한다.[1]

선진국들은 인간의 항생제 사용을 엄격히 제한하고 있지만, 저개발국이나 개발도상국에서는 무분별한 사용으로 소비가 증가하고 있으며, 우리나라의 사용량은 여전히 높은 수준이다. 감기나 독감은 바이러스성 질환이기 때문에 항생제가 전혀 도움이 되지 않

---

1) 미국 질병관리센터(Centers for Disease Control and Prevention; CDC), Antibiotic and antimicrobial resistance

는데도 항생제를 처방해 주는 의사가 적지 않으며, 설사는 대부분 바이러스에 기인하는데, 항생제를 사용하는 경우가 많다.

인간에게 사용되는 항생제 못지않게 가축에 대한 항생제의 사용도 문제다. 미국의 식품의약품관리청(FDA)에 따르면 미국에서 소비되는 항생제의 80%는 가축에 의해 소비된다는데,[2] 항생제는 가축의 몸에 있는 이로운 박테리아를 포함하여 수많은 박테리아의 대부분을 죽이고, 내성이 있는 박테리아만 살아남아 번식하게 되므로 항생제 내성이 있는 박테리아를 증가시킨다.

환경오염으로 인한 항생제 내성도 문제다. 항생제 제조과정의 부적절한 폐수처리와 항생제가 많이 들어있는 약물과 가축 쓰레기가 환경을 오염시켜 항생제 내성을 가진 박테리아의 출현을 확산시킨다.

어떤 질병에 걸려 항생제를 사용하게 되면 꼭 기억해야 할 일이 있다. 박테리아성 질병에 걸려 일시적으로 사용이 불가피하면, 최소한의 사용은 하되, 오남용하지 않도록 유의하여야 한다. 사용 후에는 다시 사용할 필요가 없도록 손을 깨끗이 씻고, 음식의 위생을 개선하는 등 세균의 감염을 줄이기 위한 행동을 생활화하여야 한다.

장기적으로는 항생제를 사용할 필요가 없도록 친생명적인 생활을 습관화하여 면역력을 높이는 것이 최선이다.

(아시아경제신문 2018.2.9)

---

2) 미국 식품의약품관리청(Food and Drug Administration; FDA),

61

예방접종의 명과 암

　백신(vaccine)으로도 불리는 예방접종은 영양결핍과 취약한 생활
환경 등으로 면역력이 약하던 시절 각종 세균질환으로부터 생명
을 구하는 데 결정적인 기여를 하였다. 오늘날에도 세계보건기구
(WHO)가 매년 250만 명 이상의 어린이들의 죽음을 예방한다고 할
만큼 세균질환의 예방에 큰 역할을 하고 있는데, 백신만 맞으면 모
든 세균질환을 예방할 수 있을까?

　백신을 이해하려면 면역시스템을 이해해야 한다. 여러 종류의
백혈구로 구성된 면역시스템은 박테리아나 바이러스, 곰팡이, 기
생충은 물론, 이식받은 장기나 조직을 포함하여 외부에서 들어오
는 물질의 분자구조를 파악하여 신체의 일부가 아닌 '침입자'로 인
식되면 이러한 항원을 공격하여 파괴하며, 이들이 생산한 독성물
질을 중화시키는데, 이것이 1차 면역반응이다.[1]

　이러한 1차 면역반응이 일어나는 동안 파괴한 항원을 오랫동안
기억하면서 쉽게 파괴할 수 있는 항체를 가진 면역세포(기억 B세포)가

---

1) 세계보건기구(World Health Organization), Vaccine safety basics, How the immune system works

만들어진다. 이 면역세포는 기억하고 있는 같은 항원을 다시 만나면 처음 만났을 때보다 더 빠르고 효과적으로 제거하는데, 이것이 2차 면역반응이다.[2]

백신은 병원체의 자연 감염을 대신하여 항체를 가진 면역세포를 만들기 위해 사용하는 물질이다. 약화시키거나 죽은 병원체 또는 병원체가 생산한 독소를 사용하여 병원체에 자연 감염되었을 때와 유사한 1차 면역반응을 이끌어 내고, 이 때 생긴 항체의 2차 면역반응을 질병의 예방에 이용하는데, 누구에게나 100% 예방 효과가 있는 것은 아니다.

백신 접종으로 만들어지는 항체는 같은 종류의 세균에 대해서만 예방효과가 있으며, 항체의 유효기간도 다 영구적이지는 않다. 독감 백신으로 생긴 항체는 독감 이외의 다른 세균에는 전혀 예방효과가 없으며, 독감 백신을 만들 때 사용한 바이러스와 유행하는 바이러스가 다른 경우에도 예방효과가 없다. 독감 백신으로 생기는 항체처럼 6개월이 지나면 없어지기도 한다.

백신 접종의 효과는 백신의 종류와 나이나 건강상태와 같은 접종자의 특성 등 여러 변수의 영향을 받는데, 백신 접종을 받은 집단과 받지 않은 집단 사이에 질병에 걸리는 비율을 비교하여 산출하는 백신 유효성(vaccine efficacy, vaccine effectiveness)으로 측정한다. 미국의 질병관리센터(CDC)는 독감 백신은 40~60% 정도 예방효과가 있

2) 세계보건기구(World Health Organization), Vaccine safety basics, How the immune system works

다고 밝히고 있다.[3]

백신은 질병 예방의 효과가 있는 반면, 리스크도 있다. 미국의 질병관리센터는 안전하다고 강조하고 있는데, WHO는 부작용의 대부분은 빨갛게 붓거나 미열과 같은 사소한 것이지만, 경련이나 호흡 곤란, 의식 상실, 혈압 하락 등의 과민반응도 확률은 낮지만 있을 수 있음을 인정하고 있다.[4]

백신의 안전성에 대한 논란은 주로 백신을 만들 때 보조제로 사용하는 중금속으로 인한 것이다. 미국의 어린이의료안전연구소(CMSRI)에 따르면 백신 보조제로 사용하는 납, 철, 구리, 니켈, 크롬과 같은 중금속이 어린이들의 건강을 크게 해칠 가능성이 있으며, 백신을 적게 접종받은 어린이들이 만성질환에 덜 걸린다는 연구결과를 소개하고 있다.[5]

우리의 건강은 생명스위치를 켜는 친생명적인 생활(45편 참조)을 생활화하여 1차 면역반응인 면역시스템의 자연치유 능력을 높게 유지하는 방법으로 지키는 것이 바람직하다. 이 면역력이 약해졌을 때 백신은 2차 면역반응을 이끌어내는 보조적인 효과가 있지만, 완벽하지 않으며 부작용이나 우려도 있으므로 백신의 종류에 따라 장단점과 건강상태를 고려하여 선별적으로 접종할 필요가 있다.

(아시아경제신문 2017.11.17)

---

3) 미국 질병관리센터(Centers for Disease Control and Prevention; CDC), Influenza, Vaccine effectiveness

4) 세계보건기구(World Health Organization), Global vaccine safety, Immunization, Vaccine and Biologicals

5) 미국의 어린이의료안전연구소(Children's Medical Safety Researcj Institute; CMSRI), Vaccine safety

5 장

유전자를 춤추게 만드는 뉴스타트

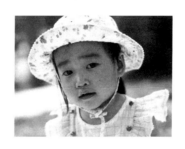

62

생명스위치를 켜라

어떤 질병에 걸렸을 때 치료를 받으면 그 결과가 어떻게 되는지에 대해서는 전문가가 아니라도 조금만 관심을 가지면 어렵지 않게 알 수 있다. 고혈압에 걸렸을 때 약을 먹으면 그 약효가 하루이틀만 지속되므로 평생 동안 매일 먹어야 한다든지, 류마티스 관절염에 걸렸을 때 스테로이드 약물의 치료효과가 제한적이며 장기간 사용 시 부작용이 매우 심하다든지, 간암의 5년 생존율이 31.4%, 폐암은 23.5%, 췌장암은 9.4% 정도 되는 것과 같은 것이다.[1]

이러한 치료에 의존하지 않고 자연치유를 추구하는 사람들은 유전자를 잘 모르던 시절에도 꾸준히 있어왔다. 이론적으로 자연치유의 원리를 잘 알 수는 없었지만, 자연치유되는 경험들이 직접 또는 간접적으로 주변 사람들에게 전해지면서 알려졌기 때문일 것이다.

---

1) 보건복지부, 5년 암생존율 69.4%, 암환자 3명 중 2명 이상 생존(2015.12.22 보도자료) p.12

필자는 질병의 치료보다는 치유에 더 많은 관심을 가지고 있으며, 의학의 아버지로 불리는 히포크라테스의 명언 가운데 '우리 안에 있는 자연적인 힘이야말로 모든 병을 고치는 진정한 치료제'라는 말과 엘런 G 화이트의 '질병이란 창조주의 법칙에 따라 살지 않은 개인들의 훼손된 건강을 복원시켜 주는 자연의 우호적인 노력'이라는 말을[2] 좋아한다. 치유는 '자연적인 힘'이나 '자연의 우호적인 노력'을 이해하고 협조하는 데서 출발해야 한다고 생각한다.

최근 들어 과학의 발전으로 자연치유의 원리를 이론적으로 설명할 수 있는 부분들이 늘어나는 것은 다행스러운 일이다. 우리는 앞에서 세포에 들어있는 25,000개의 프로그램, 즉 유전자가 정상적으로 작동되지 않을 때 질병이 생기며, 유전자의 작동에는 '스위치 DNA'들이 결정적 역할을 하는 것을 알아보았다.

전구의 스위치를 켜면 전구가 켜지듯이 이 스위치 DNA들이 유전자의 작동 여부를 결정하게 되므로 스위치 DNA들을 정상적으로 활동하게 만드는 생활, 즉 '생명스위치를 켜는 친생명적인 생활'이야말로 모든 질병의 자연치유의 길이며, 예방의 길이 되는 것은 너무나 명백하다.

생명스위치를 켜는 친생명적인 삶의 방법으로 필자는 뉴스타트(NEWSTART)를 매우 좋아한다. 새로운 출발이라는 뜻도 좋지만, 영어 알파벳 여덟 자가 의미하는 여덟 단어들에 공감이 가서 더 좋

2) Ellen G. White, Ministry of Healing, 1942. p.127

다. N은 Nutrition의 첫 자로 생명을 지키는 건강식을 의미하고, E 는 Exercise의 첫 자로 운동을, W는 Water의 첫 자로 물을, S는 Sunlight의 첫 자로 햇빛을, T는 Temperance의 첫 자로 절제를, A 는 Air의 첫 자로 공기를, R은 Rest의 첫 자로 휴식을, 마지막 T는 Trust의 첫 자로 신뢰를 의미한다. 이 여덟 가지 바탕위에 사랑이 더해지는 것이 뉴스타트의 핵심이다.

우리 인간들을 죄로부터 구원하기 위해 십자가에 못 박혀 죽으신 예수의 사랑을 이해하는 기독교인이 아니라 하더라도 엄마의 사랑, 이웃들의 사랑을 이해하고 감사하는 단계를 넘어 가족을 사랑하고 이웃을 사랑할 수 있다면, 생명스위치가 유전자를 정상적으로 작동시켜 육체적, 정신적, 사회적, 영적으로 건강한 삶을 살아갈 수 있는 것이다.

자연치유를 원하는가? 건강한 삶을 원하는가? 그렇다면, 지금 당장 '생명스위치'를 켜는 생활을 시작하라.

(아시아경제TV 2016.8.19)

63

생명스위치를 켜는 식사, 생명식

생명스위치를 켜는 생활로 필자는 뉴스타트(NEW START)를 가장 좋아한다. 영어 'NEW START'의 여덟 글자는 여덟 단어의 첫 글자들을 모은 것이며, 맨 앞의 글자 N은 영어 Nutrition의 첫 글자로 건강식을 의미하는데, 필자는 생명식이라는 말을 더 좋아한다. 모든 생명체는 세포를 구성하고 있는 유전자가 생명에너지를 받아 정상적으로 작동이 됨으로써 생명을 유지하게 되는데, 생명유지에 필요한 영양소를 적절히 공급하는 것이 생명식이다.

어떤 음식을 어떻게 먹는 것이 생명식일까? 첫째로 생명식이 되기 위한 음식에는 생명유지에 필요한 영양소가 필요한 만큼 빠짐없이 들어 있어야 함이 당연하다. 둘째로 우리가 먹는 음식으로부터 필요한 영양소를 원활하게 흡수할 수 있어야 하며, 셋째로 음식에는 몸에 해로운 물질이 지나치게 많이 포함되어 있지 않아야 한다.

어떤 영양소가 얼마만큼 필요한지에 대해서는 많은 연구결과가 알려져 있다. 우리 몸에 필요한 영양소는 활동에 필요한 에너지의 원료로 쓰이는 영양소와 몸을 만드는 데 직접 재료로 사용되는 영양소, 그리고 에너지원이나 재료는 아니지만 효소나 촉매처럼 신진대사 과정에서 반드시 필요한 소량의 물질의 세 가지로 구분할 수 있다.

에너지원으로 사용되는 영양소에는 탄수화물, 단백질, 지방의 세 가지가 있다. 탄수화물은 에너지의 주요 공급원으로 1g당 4kcal를 생산하며, 남는 탄수화물은 글리코겐으로 바뀌어 간에 저장되거나 지방으로 전환되어 피부아래나 장기주변에 저장된다. 단백질은 주로 각종 세포의 구성성분으로 쓰이지만 에너지원으로 쓰이면 1g당 4kcal를 생산하며, 지방은 에너지의 주요 공급원으로 저장되었다가 사용되는데 1g당 9kcal의 에너지를 생산한다.

다음으로 세포의 구성 원료로 사용되는 영양소는 단백질과 지방, 무기질을 들 수 있는데, 단백질은 각종 세포의 주요 구성성분으로 여러 신체조직을 구성하며, 지방의 일부도 세포의 구성성분으로 사용된다. 무기질은 무기염류나 미네랄(mineral)이라고도 하며, 뼈와 치아를 형성하는 주성분으로 사용되는 칼슘과 인, 철 등 10여 종이 세포를 구성하는 데 사용된다.

에너지원이나 재료는 아니지만, 무기질 가운데 10여 종은 산·알칼리의 균형조절과 생리작용에 대한 촉매활동, 수분의 평형 조절 등에 사용되며, 세포의 신진대사과정에서 발생하는 활성산소를 제거하는 항산화물질도 매우 중요한 영양소이다.

　생명유지에 필요한 영양소를 음식으로 모두 섭취하는 것은 중요
하지만, 식사는 영양소의 섭취만을 목적으로 하지 않을 뿐만 아니
라 필요한 영양소를 모두 파악한 다음, 이러한 영양소가 모두 알맞
게 들어있는 음식을 찾아서 먹는 것은 현실적으로 쉽지 않다.

　1일 칼로리 소요량은 성인 남성이 2,500kcal, 여성이 2,000kcal
정도로 알려져 있다. 칼로리의 측면에서는 우리나라의 소득수준
이 높아져 영양실조보다는 비만이 훨씬 우려되고 있는 오늘날 대
부분의 사람들에게 크게 걱정할 상황이 아닌 것 같다. 탄수화물
과 단백질, 지방의 3대 영양소의 섭취비율에 대해서는 에너지원으
로 사용되는 양을 감안하여 영양학자들이 대체로 각각 60~65%,
15%, 20~25%가 적당하다고 하는데, 일반적으로 탄수화물이나 지
방은 결핍문제가 없으므로 단백질의 결핍우려에 대한 이해가 필
요하다.

　동물들의 경우 어떤 영양소가 필요하며 어떤 음식에 들어 있는
지 전혀 몰라도 건강하게 사는 것을 보면, 사람들에게 영양소가 문
제가 되는 것은 잘못된 식습관 때문이다.

(아시아경제TV 2016.10.21)

64

에너지흐름 차원에서 본 건강식

　우리가 살고 있는 생태계는 열역학 제1법칙, 즉 에너지보존의 법칙이 지배하기 때문에 에너지의 총량은 항상 일정하며, 에너지는 생성되거나 소멸되지 않고, 그 형태만 바뀐다. 모든 생명체는 에너지를 창조할 수 없기 때문에 어디에선가 에너지를 공급받아야 살아갈 수 있는데, 유일한 에너지의 근원이 태양의 빛에너지이다.

　생태계에서 태양에너지를 직접 이용할 수 있는 생명체는 엽록소를 가지고 있는 식물이나 물속에서 사는 조류(藻類), 광합성 세균밖에 없다. 식물은 태양에너지를 이용하여 물과 이산화탄소(CO_2)를 재료로 사용, 광합성 작용을 하여 탄수화물을 만들고, 그 에너지를 이용하여 단백질이나 지방을 만들며 살아간다.

　동물은 식물과 달리 태양에너지를 직접 이용할 수 없기 때문에 식물이 가지고 있는 에너지에 의존할 수밖에 없다. 탄수화물이나 단백질, 지방의 형태로 식물에 저장된 에너지는 초식동물에게 전달되며, 초식동물은 이 에너지의 일부를 이용하고, 일부는 형태를 바꾸어 저장한다. 초식동물에 저장된 에너지는 육식동물에게 전달되며, 육식동물은 이 에너지의 일부를 이용하고, 일부는 형태를 바꾸어 저장한다. 이것이 생태계에서의 에너지의 흐름이다.

사람도 다른 동물과 마찬가지로 태양에너지를 직접 이용할 수 없기 때문에 식물이나 초식동물, 육식동물을 먹고 섭취한 탄수화물과 단백질, 지방 형태의 에너지를 일부는 활동하면서 소비하고, 일부는 형태를 바꾸어 저장하며 살아간다. 이처럼 사람이 사용하는 모든 에너지는 식물에서 직접 오거나 초식동물 또는 육식동물을 거쳐 오거나 궁극적으로는 그 원천이 태양에너지이므로 사람도 태양에너지를 받아 살아가는 것이다.

에너지 흐름 차원에서 보면, 식물은 태양에너지를 직접 이용하여 탄수화물과 단백질, 지방을 만드는 생산자이지만, 동물은 식물이 가지고 있는 에너지를 먹고 사는 소비자인 셈이다. 동물은 음식을 소화시키는 시스템과 각 세포에 전달하는 시스템, 각 세포에서 활용하는 시스템을 갖추고 있는데, 세 시스템이 정상적으로 작동될 때 건강이 유지되는 것은 당연한 일이다. 식사는 에너지원을 공급받는 길임을 감안하여 건강식, 즉 어떤 음식을 어떻게 먹을지를 결정할 때는 이러한 에너지의 흐름 차원에서 생각해 봐야 한다.

요즘 저탄수화물 고지방 다이어트에 대한 논란이 뜨겁다. 우리 몸은 탄수화물을 주요 에너지원으로 사용하는데 탄수화물 공급이 줄어들면 당연히 몸에 저장되어 있는 지방을 에너지원으로 사용하게 된다. 단기적으로는 저장되어 있던 지방이 소비되기 때문에 튀어나왔던 배가 들어가면서 체중이 줄어들고, 체지방의 부작용이 상당부분 줄어들 것이다.

그렇지만 잊어서는 안 된다. 우리 몸은 기본적으로 탄수화물을 주요 에너지원으로 사용하고, 지방은 보조적으로 사용하도록 만들어져 있다. 주요 에너지원에서 생긴 문제를 해결하지 않고, 보조 에너지원인 지방을 주요 에너지원으로 계속 사용하면 지방의 과잉섭취에 따른 문제가 생길 것이고, 탄수화물을 흡수하여 이용하는 기능이 약화되어 필요할 때 다시 사용하기 어려울 가능성이 많다. 국가를 통치함에 있어 행정부의 어떤 기능에 문제가 생기면 어떻게든 그 문제를 해결해야지, 그 조직을 제쳐놓고 보조적인 기능을 담당하는 조직이나 비선을 통해 해결하려 한다면 그 나라가 제대로 통치될 수 있겠는가?

(아시아경제TV 2016.10.28)

65

단백질에 대한 오해

탄수화물, 단백질, 지방의 3대 영양소 가운데 탄수화물이나 지방의 결핍을 걱정하는 사람은 드물다. 탄수화물과 지방은 주로 에너지원으로 쓰이는데, 다이어트가 많은 관심을 끄는 우리 사회에서 에너지원의 부족은 걱정거리가 못된다. 1일 칼로리 소요량은 성인 남성이 2,500kcal, 여성이 2,000kcal 정도로 알려져 있는데, 이 정도를 충족하지 못하는 사람은 많지 않을 것이다.

단백질은 사정이 다르다. 단백질은 다양한 신체조직과 각종 효소의 재료로 사용되는데, 탄수화물이나 지방과 달리 저장하지 않기 때문에 매일 적정량을 섭취하는 것이 중요하다. 부족하면 제대로 성장하지 못하고, 면역력이나 심장, 폐의 기능이 약화되는 원인이 된다. 단백질은 대체로 고기에 많이 들어 있다는 선입관으로 채식을 하면 부족하지 않을까 우려하는 사람들이 많다.

영양학자들은 대체로 탄수화물과 단백질, 지방의 섭취비율이 각각 60~65%, 15%, 20~25%가 적당하다고 한다. 소고기나 돼지고기의 단백질 함량은 20~30%수준이며, 콩이나 팥 종류가 이와 비슷한 수준이고, 현미가 8%, 통밀이 14%, 호두, 땅콩과 같은 견과류는 15~25%정도이므로 단백질 15%섭취에는 별 어려움이 없다. 채식만 하는 경우에도 콩 종류나 현미, 견과류를 적절히 먹게 되면 단백질 부족문제는 생기지 않는다.

동물성 단백질과 식물성 단백질은 질적으로 다르다고 생각하는 사람들이 많다. 단백질은 22종류의 아미노산이 다양하게 결합되어 만들어지는데, 대부분의 미생물과 식물들은 모든 종류의 아미노산을 직접 합성하지만, 동물이나 사람은 단백질이 들어 있는 음식으로부터 아미노산을 얻는다.

이처럼 단백질은 식물에 의해 만들어져서 초식동물을 거쳐 육식동물로 옮겨가기 때문에 육식동물의 단백질도 궁극적으로는 식물로부터 온 것이며, 사람의 몸에는 아미노산의 결합을 바꾼 10,000가지 이상 다양한 형태의 단백질이 존재한다고 한다. 그렇지만, 식물과 동물 사이에 단백질을 구성하고 있는 22종류의 아미노산에는 전혀 차이가 없으며, 아미노산별 함량만 다르다.

어떤 사람들은 동물성 단백질과 식물성 단백질의 필수아미노산 함량 차이를 지적한다. 22종류의 아미노산 가운데 아홉 종류는 사람 몸에서 합성이 안 되는 필수아미노산인데, 동물성 단백질은 모든 필수아미노산이 충분히 들어 있는 완전단백질이지만, 식물성 단백질은 한 개 이상의 필수아미노산이 부족한 불완전단백질이 많다고 한다. 그렇지만, 어떤 식품에서 부족한 필수아미노산은 다른 식품의 필수아미노산으로 보완되기 때문에 걱정할 필요가 없다.

위에서 살펴 본 것처럼 육식이든 채식이든 심한 편식을 하지 않으면 양적인 면에서나 질적인 면에서나 단백질 결핍을 걱정할 필요는 없다. 다만, 식물성 단백질을 주로 섭취할 경우 특별한 부작용이 없으나, 동물성 단백질의 섭취가 혈관질환, 당뇨병, 암과 같은 각종 만성질환의 주요 원인이 되고 있음은 기억할 필요가 있다.

세상에는 건강하게 살아가는 채식주의자가 많다. 미국에서 채식을 주로 하는 제칠일 안식일 예수재림교인들은 다른 미국인들보다 평균 10년을 오래 산다고 한다.[1] 초식동물들이 풀만 먹어도 체력은 물론 지구력까지 강하다. 고기를 먹어야만 건강하다는 선입관은 반드시 바꾸어야 한다.

(아시아경제TV 2016.11.4)

---

1) Huffington Post, 11 habits that will help you live to 100, Live like a seventh day adventist

66
지방에는 등급이 있다

저탄수화물 고지방 다이어트가 널리 알려지면서 지방에 대한 관심이 뜨겁다. 지방의 섭취를 줄이지 않으면서 아무런 문제없이 비만을 해결할 수 있다면 얼마나 좋겠는가?

지방은 탄수화물 다음으로 많이 이용되는 주요 에너지원이다. 지방의 에너지는 탄수화물이나 단백질과 마찬가지로 태양의 빛에너지가 식물에 저장된 것이거나, 식물에서 초식동물이나 육식동물에 옮겨진 것이기 때문에 본질은 태양에너지다. 저장되었다가 에너지원으로 주로 쓰이며, 세포막의 재료로 사용되고, 비타민과 무기질의 흡수를 도와주며, 피의 응고에도 반드시 필요하다.

보통 지방이라고 부르는 중성지방은 3개의 지방산 사슬(chain)이 1개의 글리세롤에 결합된 화학적 구조를 가지고 있는데, 사슬을 구성하는 탄소원자의 수와 결합형태가 지방산의 여러 형태와 기능을 결정한다. 음식으로 섭취한 지방은 지방산으로 분해되었다가 여러 형태로 다시 합성된다.

지방산을 구성하는 탄소들은 4개의 결합 부위를 가지고 있는데, 사슬 모양으로 연결된 모든 탄소들이 각각 2개의 수소와 결합한 구조를 '포화지방산(saturated fatty acid)'이라 부른다. 어떤 지방산은 일부의 탄소들이 이중결합을 하여 이 탄소에는 수소가 1개씩밖에 결합하지 못하게 되는데, 이런 지방산을 수소를 덜 포함한 지방산이라는 의미로 '불포화 지방산(unsaturated fatty acid)'이라 부른다.

포화지방은 지방산 사슬이 직선 모양으로 다닥다닥 붙어 있어서 실온(15~20℃)에서 고체로 존재하며, 쉽게 굳는 특성이 있어 혈액속의 양이 많아지면 혈관벽에 달라붙거나 덩어리를 만들어 혈관을 막을 가능성이 높아지기 때문에 심혈관질환이나 고지혈증, 각종 암의 원인이 된다. 치즈, 버터, 유제품, 고기와 같은 대부분의 동물성 지방에 많이 들어 있다. 고기 먹고 설거지를 해본 사람은 고기 먹으면 몸 안에서 무슨 일이 일어날지 쉽게 짐작할 수 있다. 코코넛오일, 팜오일과 같은 일부 식물성 지방에도 많이 들어 있다.

불포화지방은 이중결합된 탄소 부위에 수소가 1개씩만 붙어 분자 사이에 틈이 생기므로 실온에서 액체로 존재하는 경우가 많은데, 포화지방에 비해 건강에 유익하므로 흔히 좋은 지방으로 부른다. 특히 오메가3 지방산(알파리놀렌산)과 오메가6 지방산(리놀렌산)은 필수지방산으로 반드시 음식으로 섭취하여야 한다. 채소, 견과류와 같은 대부분의 식물성 지방과 생선의 지방에 많이 들어 있다.

포화지방을 불포화지방으로 대체할 경우 저밀도(low density

lipoprotein, LDL) 콜레스테롤을 낮추어 주므로 세계보건기구(WHO)를 포함한 많은 기관들은 포화지방의 섭취를 줄일 것을 권하는데, 하루 에너지 섭취량의 10%이하로 제시하기도 한다. 미국 식약청(FDA)은 불포화지방도 30%는 넘지 말 것을 권한다.

건강에 가장 해로운 지방은 트랜스 지방이다. 트랜스지방은 자연상태에서는 드물게 존재하며, 불포화지방인 식물성 지방에 수소와 중금속 촉매를 넣어 가열하면 탄소사슬에 수소원자가 더해져 포화지방인 트랜스지방이 만들어진다. 액체상태인 식물성 지방을 굳게 하면서 고약한 냄새를 제거하여 마가린, 스낵식품, 튀긴 패스트푸드에 사용하기 위해 만들어졌다.

트랜스지방은 유해한 저밀도 콜레스테롤을 증가시키는 동시에 유익한 고밀도(high density lipoprotein, HDL) 콜레스테롤을 감소시키고, 염증을 만들어 심장질환, 뇌졸중, 당뇨병의 원인이 되며, 아무런 도움이 되지 않기 때문에 조금도 섭취해서는 안 된다.

(아시아경제TV 2016.11.11)

67

지방을 무서워해야 하는 이유

    2015년도 우리나라 사망원인 통계에 따르면 암이 1위로 27.2% 이고, 혈관질환이라 할 수 있는 2위 심장 질환, 3위 뇌혈관 질환과 10위 고혈압을 더하면 21.0%에 이를 정도로 혈관질환은 무서운 질병이다.[1] 암과 달리 악화되어도 대체로 통증이 없으며, 별다른 증상을 보이지 않기 때문에 두려워하지 않을 수 있으나, 침묵의 살인자임을 기억하고 평소에 각별한 주의가 필요하다.

    혈관질환이 왜 무서운지는 혈관의 역할을 보면 자명하다. 우리 몸은 60조 개의 세포들이 혈관을 통해서 영양소와 산소를 공급받고, 이산화탄소와 쓰레기를 내 보내며, 혈관은 호르몬 등 각종 단백질과 면역세포의 이동통로가 된다. 지구 두 바퀴 반을 돌 수 있는 10만km의 긴 혈관이 필요한 이유가 바로 여기에 있다. 혈관질환이 생기면 그 정도에 따라 세포들이 서서히 노화될 수도 있지만, 갑자기 죽음에 이를 수도 있다.

---

1) 통계청, 2015년 사망원인 통계(2016.9.27. 보도자료), p.10

혈관질환의 저변에는 넓은 의미의 지방인 지질(脂質: lipid)이 있다. 지질에는 흔히 지방으로 알고 있는 중성지방 이외에 세포막의 주성분인 인지질(燐脂質, phospholipid)과 콜레스테롤과 성 호르몬과 같은 스테로이드가 있는데, 특히 콜레스테롤(cholesterol)은 혈관질환과 밀접한 관련이 있다.

콜레스테롤은 모든 동물 세포막의 30%정도를 구성하는 주요 요소로서 세포막을 유지하고, 세포막의 유동성을 조절하며, 세포의 모양을 바꾸고 동물이 움직일 수 있게 해준다. 또한 비타민 D와 부신 호르몬, 성 호르몬과 같은 스테로이드 호르몬과 지방의 흡수를 돕는 담즙산의 체내 합성을 도와주는 중요한 물질이다. 간, 창자, 부신 등에서 합성되며, 모든 동물은 콜레스테롤을 생산하기 때문에 동물성 식품에는 콜레스테롤이 들어 있다.

콜레스테롤의 내부는 지방으로, 외부의 벽은 단백질로 구성되어 있는데, 단백질의 비율이 낮은 저밀도 지질단백질(LDL)과 높은 고밀도 지질단백질(HDL)로 구분된다. 흔히 나쁜 콜레스테롤로 불리는 LDL 콜레스테롤은 간으로부터 콜레스테롤을 세포로 운반하는 역할을 하며, 좋은 콜레스테롤로 불리는 HDL 콜레스테롤은 세포에서 LDL 콜레스테롤을 간으로 이동시켜 LDL수준을 낮추어 준다.

총 콜레스테롤이 240mg/dl을 넘거나 중성지방이 200mg/dl이상일 때 고지혈증이라 하는데, 고지혈증은 LDL 콜레스테롤이 혈관벽에 만든 지방침전물(플라크)이 혈관을 좁고 굳게 하므로 동맥경화를 일으켜 심근경색, 뇌경색, 뇌졸중과 같은 혈관질환의 원인이 되기 때문에 혈관을 건강하게 유지하기 위해서는 고지혈증의 예방과 치유에 힘을 기울여야 한다. 고지혈증 이외에 고혈당, 고혈압, 비만, 스트레스와 흡연도 혈관질환의 주요 원인이 된다.

지방을 과잉섭취하면 우리 몸은 남는 지방을 혈관 속에 저장하기 때문에 고지혈증의 예방과 치유를 위해서는 지방의 섭취를 제한할 필요가 있다. 그 중에서도 LDL 콜레스테롤을 낮출 수 있도록 포화지방이 많은 동물성 지방의 섭취를 더욱 줄이고, 특히 HDL 콜레스테롤을 낮추기까지 하는 트랜스 지방을 섭취하지 않도록 패스트푸드, 스낵식품, 튀긴 음식과 같이 식물성 기름에 수소를 첨가하여 만드는 가공식품은 먹지 말아야 한다.

(아시아경제TV 2016.11.18)

68

지방보다 더 무서운 설탕

    고지방 다이어트가 관심을 끌면서 비만의 주범으로 지목받는 탄수화물 섭취를 급격히 줄이는 사람이 제법 있는 것 같다. 탄수화물은 우리 몸에서 사용되는 에너지의 2/3를 공급하는 주요 에너지원이며, 모든 세포의 핵 속에서 유전에 관여하는 DNA와 RNA라는 두 핵산(核酸)의 구성요소로 사용되는 중요한 영양소인데, 탄수화물 가운데 설탕의 소비만 줄인다면 놀라운 효과를 경험할 수 있다.

    탄수화물은 탄소와 수소, 산소의 세 원자로 구성되어 있으며, 그 구조에 따라 단당류, 이당류, 올리고당, 다당류로 구분한다. 단당류는 포도당이나 과당처럼 구조가 가장 간단한 것이며, 단당류 두 개가 결합하여 이당류가 되고, 세 개에서 아홉 개가 결합한 것이 올리고당, 그 이상 결합하면 전분이나 셀룰로스 같은 다당류가 된다. 단당류와 이당류를 흔히 (넓은 의미의) 설탕이라고 부른다.

    이당류인 수크로스(좁은 의미의 설탕, sucrose)는 소화효소에 의해 하나의 포도당과 하나의 과당으로 분해되는데, 모든 세포에서 이용되는 포도당과 달리 과당은 주로 간에서만 이용된다. 설탕을 많이 섭취하여 설탕에 농축되어 있는 과당이 빠르게 흡수되어 간의 대사능력을 넘어서면 정상적으로 사용되지 못한 대부분의 과당은 지방으로 바뀌어 수많은 문제를 일으킨다.

설탕 속 과당으로부터 전환된 지방은 혈관 속에서 저밀도(LDL) 콜레스테롤과 중성지방을 증가시키고 고밀도(HDL) 콜레스테롤을 감소시켜 심장질환과 같은 혈관질환을 가져오며, 지방간의 원인이 된다. 설탕이 혈관질환에 미치는 영향은 포화지방의 영향보다 더 나쁘다. 15년에 걸친 한 연구에 따르면 하루 에너지의 25%이상을 설탕으로 섭취한 사람들은 10%이하를 섭취한 사람들보다 심장병으로 인한 사망률이 두 배나 높았다.[1]

또한 설탕은 고혈압, 당뇨병, 비만, 알츠하이머와 같은 각종 만성질환과 충치의 원인이 되며, 암세포의 분열과 성장, 전이를 도와 암의 진행을 촉진시킨다. 중요한 영양소의 섭취를 방해하여 비타민, 무기질, 식이섬유 같은 필수 영양소의 결핍을 초래하기도 한다. 이밖에도 노화를 촉진하며, 스트레스를 증가시키는 등 건강을 해친다는 연구결과는 수없이 많다.

세계보건기구(WHO)와 유엔 식량농업기구(FAO)는 이처럼 지방으로 잘 전환되는 설탕을 '자유설탕(free sugars)'이라 부르고, '제조업자, 요리사 또는 소비자에 의해 식품에 첨가되는 단당류와 이당류, 그

1) Julie Corliss, Executive Editor, Harvard Heart Letter(February 06, 2014)

리고 꿀과 시럽, 과일주스에 들어있는 설탕'으로 정의하는데, 우리 주변에는 설탕, 시럽, 탄산음료, 캔디, 말린 과일, 쿠키, 케익, 잼, 시리얼, 소스, 과일 통조림, 아이스크림과 같이 자유설탕이 많이 들어 있는 식품이 너무나 많다. 현미나 통밀, 과일처럼 정제하지 않은 탄수화물은 자유설탕이 없어서 별 문제가 없다.

WHO는 자유설탕의 섭취를 에너지 섭취량의 10% 이내로 제한 하되, 건강을 위해 가능하면 5%를 넘기지 말 것을 강력히 권하고 있다.[2] 성인 남성의 하루 소요 에너지를 2,500kcal로 가정할 때 설 탕의 섭취는 5%인 125kcal를 넘지 말라는 뜻이다. 355ml 캔 탄산 음료에 150kcal이상의 설탕이 들어 있으므로 하루 한 캔도 많다는 이야기가 된다. 반드시 기억하자. 비만이든 혈관질환이든 건강에 관한 한 설탕은 지방보다 훨씬 나쁘다는 사실을.

(아시아경제TV 2016.11.25)

---

2) 세계보건기구(World Health Organization), News, Healthy diet

69

숨은 건강 도우미 식이섬유

탄수화물에는 체내에서 소화되어 에너지원이나 세포 안에서 핵산(核酸)의 구성요소로 사용되는 전분과 달리 구성요소는 전분과 같으면서도 동물이나 사람의 체내에서 어떤 소화효소로도 전혀 분해되지 않아 에너지원으로 사용할 수는 없는 식이섬유(dietary fiber)가 있다.

식이섬유는 종류에 따라 부풀거나, 끈적끈적하거나 대장에서 세균에 의해 발효되는 세 가지 가운데 하나 이상의 특성을 가지고 있는데, 이러한 특성이 다양한 방법으로 건강에 도움을 준다.

부푸는 식이섬유는 물에 녹는 것(가용성)도 있고, 물에 녹지 않는 것(난용성)도 있는데, 물을 흡수하면 부피가 커져 위와 장의 통과를 빠르게 하고 배변을 편하게 해 주어 변비를 완화시키고, 칼로리 섭취는 증가시키지 않으면서 포만감을 느끼게 하여 식욕을 줄여주므로 비만의 위험을 낮춰 준다. 대부분 장에서 발효되지 않거나 아주 적은 양만 발효된다.

끈적끈적한 식이섬유는 설탕이나 콜레스테롤 같은 지질을 흡수하여 두꺼워지면서 저밀도(LDL) 콜레스테롤과 중성지방을 낮추어 심장질환의 위험을 줄인다. 장에서 완전히 발효되는 것도 있고, 전혀 발효되지 않거나 적은 양만 발효되는 것도 있다.

발효되는 식이섬유는 대장에서 박테리아에 의해 부분적으로 또는 완전히 발효되면서 부산물로 가스와 짧은 사슬 지방산(short-chain fatty acid; SCFA)을 만들어낸다. 가용성인 것도 있고 난용성인 것도 있는데, 이 SCFA가 여러 생리과정에 관여하여 건강에 많은 도움을 준다.

SCFA는 췌장의 인슐린 분비와 간의 글리코겐 분해에 작용하여 혈당을 안정시켜 당뇨병의 위험을 줄이고, 간에서 콜레스테롤의 합성을 억제하여 동맥경화의 원인이 되는 LDL 콜레스테롤과 중성지방을 낮춰준다. 또한 대장의 수소이온농도(pH)를 낮추어 용종의 형성을 막고, 칼슘과 같은 무기질의 흡수를 증가시키며, T 보조세포, 항체나 림프조직을 자극하고, 대장 점막층의 방어력을 향상시켜 면역기능을 높여준다.

식이섬유는 위장 속의 내용물의 성질을 바꿔주며, 부풀거나 끈적끈적한 특성으로 영양소와 화학물질의 흡수에 변화를 주기도 한다. 가용성 섬유소는 탄수화물의 분해와 포도당의 흡수를 지연시켜 혈당의 변동폭을 줄여 주며, 어떤 가용성 섬유소는 담즙산이 몸안으로 다시 들어가는 것을 줄여 혈액 속의 콜레스테롤 수준을 낮춘다. 난용성 섬유는 당뇨병 위험을 낮춰준다.

식이섬유는 식물에만 들어 있는데, 특히 과일이나 채소, 통 곡식, 씨앗, 견과류에 많다. 가용성 섬유소는 콩과 식물, 귀리, 호밀, 보리 등의 곡류, 자두, 베리, 바나나 등의 과일, 브로콜리, 당근, 감자, 양파 등의 채소, 견과류에 많으며, 난용성 섬유소는 현미, 통밀과 같은 통 곡식, 옥수수, 콩과 식물, 견과류와 씨앗, 감자, 키위, 포도, 토마토 등의 껍질에 많다.

미국의 연구기관들은 식이섬유의 하루 섭취량으로 20-35g을 권장하는데, 평균 섭취량은 12-18g으로 권장소비량의 50%수준에 머문다고 한다. 이러한 식이섬유 부족은 변을 굳게 만들어 배변을 어렵게 하여 변비나 치질의 원인이 되고, 비만이나 당뇨병, 고혈압, 심장질환은 물론, 장염, 궤양성 대장염, 크론병, 대장암과 같은 각종 장질환의 위험을 높인다.

건강한 삶을 원하는가? 식이섬유를 기억하라. 그리고 사랑하시라. 반드시 건강으로 보답할 것이다.

(아시아경제TV 2016.12.2)

70

또 하나의 건강 도우미 항산화물질

커피는 어디에 좋고, 와인은 어디에 좋다고 하듯 몸에 좋다는 음식이 수없이 많은 세상, 그런데 아픈 사람은 수없이 많은 혼란스러운 세상에 우리는 살고 있다. 소문 따라 좋다는 음식만 찾아 먹으면 더 건강해질까?

생명체가 살아가기 위해서는 탄수화물이나 단백질, 지방 속에 들어있는 수소와 탄소를 태워 에너지를 생산해야 하는데 이 때 반드시 산소가 필요하다. 사람은 5분만 숨을 멈추면 산소를 공급받지 못해 에너지를 생산할 수 없으므로 생명을 유지할 수 없다. 산소는 이처럼 생명유지에 중요하지만, 양날의 칼과 같아서 다른 한편으로는 세포의 신진대사과정에서 활성산소가 되어 정상세포를 손상시키므로 노화의 주범이며, 암이나 심장병 등 각종 질병의 원인이 된다.

활성산소는 과산화수소, 과산화물 음이온(superoxide; $O_2{}^-$)과 같이 산소를 포함하고 있는 매우 불안정한 화학물질로 오염물질이나

241

담배, 연기, 약물, 방사선물질 등 나쁜 환경에서 많이 만들어지며, 정상적인 신진대사 과정에서도 부수적으로 만들어진다. 우리 몸에서는 SOD(superoxide dismutase)와 같은 항산화물질(산화방지제; antioxidant)을 만들어 활성산소로부터 세포를 보호하는데, 양이 충분하지 못하므로 항산화물질이 많이 들어 있는 음식을 섭취하여야 한다.

음식으로 섭취할 수 있는 항산화물질에는 비타민 A, C, E와 같은 비타민 외에 베타카로틴, 루테인, 라이코펜, 셀레늄, 안토시아닌 등 그 종류가 매우 많은데, 비타민 C가 부족하면 괴혈병에 걸리는 것처럼 어떤 항산화물질이 부족하느냐에 따라 다양한 질병에 걸리게 되므로 수많은 항산화물질을 충분히 섭취하는 것이 건강유지에 매우 중요하다.

그런데, 항산화물질의 종류는 너무나 많고, 어떤 음식에 어떤 항산화물질이 얼마만큼 들어 있는지 일일이 파악하기도 어려운데, 어떻게 모든 항산화물질을 필요한 만큼 다 섭취할 수 있을까? 커피 좋다고 하면 커피 마시고, 와인 좋다고 하면 와인 마시듯이 무슨 식품이 좋다고 할 때마다 찾아 먹으면 해결될 수 있을까? 항산화물질이 안 들어 있는 식물은 하나도 없을 터이니 항산화물질의 종류별로 많이 들어있는 음식을 찾아서 먹는 방법으로는 해결하기 어렵다.

항산화물질이 많이 들어 있는 음식에는 몇 가지 특징이 있다. 첫째 대부분의 항산화물질은 식물성 음식에 많이 들어 있으며, 동물성 음식에서는 대체로 찾아보기 어렵다. 둘째로 항산화물질은 수많은 식물에 폭넓게 분산되어 있다. 예를 들면 비타민 C는 과일이나 채소에 많이 들어 있으며, 비타민 E는 곡식의 씨눈에 많이 들어 있고, 베타카로틴은 당근에 많이 들어 있는 것과 같다.

셋째로 어떤 항산화물질이 많이 들어있느냐에 따라 식물의 색깔이 바뀌는 경우가 많다. 토마토나 수박과 같은 붉은 색 채소에는 라이코펜이 많이 들어 있으며, 블루베리, 포도, 가지와 같은 보라색 과일이나 채소에는 안토시아닌이, 당근과 같은 녹황색 채소에는 베타카로틴이 많이 들어 있다.

항산화물질이 많이 들어 있는 음식의 특징을 알면 다양한 항산화물질을 충분히 섭취하는 일은 그리 어려운 일이 아니다. 다양한 색깔의 과일과 채소를 포함하여 식물성 음식을 다양하게 충분히 먹으면 된다. 고기를 좋아한다는 이유로 식물성 음식을 적게 먹거나 편식을 하게 되면 항산화물질의 부족으로 건강을 유지하기 어렵다.

(아시아경제TV 2016.12.9)

71

영양제 짝사랑의 함정

세계보건기구(WHO)는 5대 사망위험요인으로 고혈압, 흡연, 고혈당, 육체적 비활동, 과체중과 비만을 꼽는데, 이를 한 마디로 표현하면 좋아하는 음식 위주로 지나치게 많이 먹는 잘못된 식습관에서 비롯된 문제들에 서있을 땐 앉고 싶고, 앉으면 눕고 싶어 하는 인간의 속성이 더해진 결과로 볼 수 있다.

좋게 말하면 너무 잘 먹어서, 좀 비판적으로 말하면 좋아하는 음식 위주의 편식과 과식이 가져다 준 심각한 문제 때문에 많은 사람들이 질병으로 고생하며 죽어가는 셈인데, 이를 개선하려는 노력은 소홀히 하면서 영양제 짝사랑에 빠져 있는 사람들을 만나는 것은 어려운 일이 아니다. 우리 주변에는 많은 사람들이 각종 영양제를 먹고 있고, 미국과 일부 유럽 국가의 성인 50% 정도가 종합비타민제를 포함한 각종 영양제를 먹는다는데, 과연 좋은 선택일까?

영양제의 이해당사자가 아닌 제3자의 입장에서 보면, 영양제가 많은 사람들의 사랑을 받는 세상은 영양제의 효능과는 관계없이 영양제 제조업자와 판매업자들의 끊임없는 노력의 산물이라고 보는 것이 맞을 것 같다. 필요한 영양소는 음식을 통해 필요한 만큼만 섭취하는 것이 바람직하다는 영양 전문가들의 의견과 일부 영양소의 과잉섭취는 오히려 해가 될 수 있다는 사실을 확인해 주는 연구결과들을 만나기는 너무나 쉬운 일이기 때문이다.

1972년 미국 식품의약품안전청(FDA)은 비타민의 과잉소비를 우려하여 하루 소요량의 150%를 초과하는 것을 규제하는 법안을 추진하였는데, 이를 비타민 산업의 위협으로 느낀 비타민 제조업자들은 로비를 통하여 이 법안을 폐기하는 한편, 1976년 오히려 비타민에 대한 규제를 금지하는 법안을 통과시키는데 성공하였다. 수십 년 뒤 FDA의 한 수석 고문은 이 사례를 FDA 역사상 가장 굴욕적인 패배로 기록하였다.[1]

영양제가 많은 나라에서 대중화된 데에는 영양제 제조업자들의 노력도 있지만, 영양제를 오해하기 쉬운 함정이 밑바탕에 깔려 있다. 비타민이나 미네랄, 아미노산, 지방산, 항산화제와 같은 영양소들은 우리 몸에서 매우 중요하고, 부족하면 건강에 문제가 생기는 것은 엄연한 사실이기 때문에 영양소가 부족하지 않도록 보충해주는 것은 유익하다는 말은 그럴싸하게 들리기 때문이다.

우리나라에도 영양제는 많이 먹을수록 좋다고 생각하는 사람들이 적지 않고, 심지어 세계보건기구를 포함한 여러 전문기관에서

---

1) Paul A. Offit, The New York Times June 8,2013, Opinion, Don't take your vitamins

하루 100mg이하로 권장하는 비타민C를 빈약하기 짝이 없는 사례를 근거로 식사 때마다 2,000mg까지 먹을 것을 권하는 사람이 있는데, 그 영향으로 합성비타민C의 과잉소비 열풍이 불고 있는 것은 참으로 안타까운 일이다.

영양제는 몸 안에서 만들어지는 물질이 아니기 때문에 약물과 마찬가지로 반드시 효과와 부작용이 있기 마련인데, 여기에 대해서는 영양제의 제조업자나 판매업자는 물론, 영양제 판매를 통해 직간접으로 이익을 얻는 집단의 이야기를 그대로 믿으면 안 되며, 객관적 시각을 가지고 있는 전문가, 건강 관련 국제기구와 정부조직, 소비자 단체의 의견에 귀를 기울여야 한다,

영양제에 대해서는 미국 연방 국가기관인 국립보건원(NIH), [2] 식품의약품안전청(FDA), [3] 보건복지부 예방서비스 태스크포스 (USPSTF), [4] 미국 암학회(ACS), [5] 미국 심장협회(AHA), [6] 컨수머리포트 잡지, 비영리기관인 EU식품정보위원회(EUFIC) [7] 등 모두가 아래와 같이 한 목소리를 내고 있으며, 수많은 연구결과가 이를 뒷받침하고

---

2) 미국 국립보건원(National Institute of Health; NIH), Dietary supplements: What you need to know

3) 미국 식품의약품안전청(U.S. Food and Drug Administration: FDA), Federal Government information sources on dietary supplement

4) 보건복지부 예방서비스 태스크포스(U.S. Preventive Services Task Force: USPSTF), Do supplements work?

5) 미국 암학회(American Cancer Society: ACS), ACS Guidelines for Nutrition and Physical Activity, Eat healthy diet, with an emphasis on plant foods

6) 미국 심장협회(American Heart Association: AHA), Vitamin supplements: Hype or help for healthy eating, Can vitamin and mineral supplements really make you healthier?

7) EU식품정보위원회(European Food Information Council: EUFIC), Food supplements: Who needs them and when?

있다.

첫째 모든 영양소는 식품을 통해서 섭취하는 것이 가장 좋다. 채소와 과일을 포함한 식물성 식품에는 영양제에 들어있는 비타민과 미네랄, 항산화제 등의 영양소는 물론, 건강에 도움이 되는 중요한 물질들이 풍부하게 들어있어 상호작용을 하면서 유익한 효과를 만들어 내는데, 영양제에는 이러한 물질들이 없기 때문에 비타민과 미네랄, 항산화제 등은 식품에 들어 있는 것이 가장 좋다.

둘째 영양이 풍부한 다양한 식사를 할 수 없을 때 영양제는 일부 영양소를 섭취하는데 도움을 줄 수는 있지만, 건강한 식사에 중요한 다양한 음식을 대체할 수는 없다. 특히 일부 영양소를 하루 소요량을 초과하여 필요 이상으로 많이 먹는 것이 건강한 사람에게 유익하다는 충분한 증거가 없으며, 오히려 부작용 위험은 커지기 때문에 영양제에 의존하지 말아야 한다.

셋째 채소와 과일을 포함한 식물성 식품은 사망원인 1위와 2위인 암과 심장질환의 위험을 낮출 수 있지만, 영양제가 암과 심장질환의 위험을 낮추어 준다는 증거는 거의 없으며, 오히려 해를 끼칠 수도 있다는 연구결과도 있다.

(KB자산운용 사보 2018.7)

72

비타민 C의 진실

비타민 C가 건강에 좋다는 소문이 카톡으로, 입소문으로 번지면서 가지고 다니며 챙겨 먹는 사람을 만나는 것은 흔한 일이 되었다. 가끔은 따로 먹지 않는다는 말에 이상한 눈초리로 빤히 쳐다보는 사람을 만나기도 한다. 비타민 C가 우리 몸에서 여러 가지 중요한 기능을 하는 것은 분명한 사실이지만, 상업주의에 편승하여 넘쳐나는, 입증되지 않은 정보들의 진위를 가릴 줄 아는 안목이 필요한 때다.

비타민 C는 아스코르브산(ascorbic acid)이라고도 불리는, 매우 효과적인 항산화물질이다. 우리 몸 안의 세포를 손상시켜 노화의 주범이며, 암이나 심장병 등 각종 질병을 일으키는 활성산소로부터 우리 몸을 보호하는 중요한 영양소인 것이다. 다른 항산화물질과 달리 대부분의 동물 몸에서는 합성되는데, 사람의 몸에서는 전혀 합성되지 못하며, 저장되지 않고, 물에 녹아 쉽게 배설되기 때문에 반드시 음식으로 매일 섭취하여야 한다.

또한 비타민 C는 결합조직의 주성분인 콜라겐(collagen)을 비롯한 여러 가지 물질을 합성하는데 필요한 효소들을 작동시키는 중요한 기능을 한다. 콜라겐은 뼈와 피부, 관절, 혈관 등 몸 전체에 폭넓게 분포되어 있는 단백질로 비타민 C의 부족으로 콜라겐이 제대로 합성되지 않을 경우 상처의 치유와 연골, 혈관, 뼈, 이의 유지와 보수가 정상적으로 이루어지지 않는 괴혈병에 걸리게 된다. 화상 상처나 뼈의 재생, 이의 치료 등에 다양하게 이용되는 성형수술에는 고기소의 송아지로부터 추출한 콜라겐을 많이 사용한다.

비타민 C는 콜라겐 이외에도 뇌의 기능에 결정적인 역할을 하는 신경전달물질의 합성에 필요한 효소와 지방산을 세포안의 미토콘드리아로 운반하여 에너지로 사용할 수 있게 하는 카르니틴(carnitine)의 합성에 필요한 효소의 작동도 가능하게 한다.

비타민 C는 면역세포인 백혈구에 많이 농축되어 있는데, 세균에 감염되면 빠르게 소비되는 걸로 보아 비타민 C가 부족하면 면역기능이 약화될 것으로 추정되는데, 연구결과들은 비타민 C가 면역기능을 강화시킨다는 데에 일치하지 않는다. 심혈관계 질환이나 암, 감기의 예방에 있어서는 효과가 있다는 주장이 있으나, 아직까지 학문적으로 명확한 근거나 효과가 입증되지 못하고 있다.

비타민 C는 이처럼 항산화물질로서의 기능과 콜라겐(collagen)을 비롯한 여러 가지 물질을 합성하는데 필요한 효소들을 작동시키는 기능만으로도 매우 중요하지만, 심혈관계 질환이나 암, 감기 등 각종 질병의 예방에 대해서는 수많은 연구에도 불구하고 일치된 결과를 보여주지 못하고 있는데, 그 효과가 과장되었거나 근거가 부족한 경우가 많으므로 주의할 필요가 있다.

비타민 C의 일일 권장량은 대체로 성인 남성 90mg, 성인 여성 75mg, 임신 여성 85mg, 수유 여성 120mg정도인데,[1] 야채와 과일에 많이 들어 있어 별도로 합성 비타민 C를 따로 먹을 필요는 없다. 150g짜리 오렌지 하나에 80mg정도 들어 있으므로 일부러 채소나 과일을 기피하지 않는다면 부족할 가능성은 별로 없다.

합성 비타민 C는 옥수수 등 식물에서 추출한 포도당을 발효시켜 만드는데, 대부분 중국에서 생산된다. 채소나 과일이 소화되어 흡수되는 비타민 C는 물론 과일에서 추출한 천연 비타민 C와 구조적으로 같다.

(아시아경제TV 2016.12.16)

---

1) 미국 국립건강연구원(National Institutes of Health), Vitamin C

73

합성 비타민 C를 100배나 먹으라고?

　비타민 C 열풍이 불면서 1,000mg짜리 합성 비타민 C를 들고 다니며 먹는 세상, 가끔은 따로 먹지 않는 사람을 이상한 눈초리로 쳐다보는 세상이 되었다. 보약으로 생각하는지 심지어 세계보건기구(WHO) 권장량의 50배나 100배를 먹으라는 이야기까지 들린다. 보약은 많이 먹을수록 좋을까?

　WHO를 비롯한 수많은 건강 관련 기관들은 비타민 C의 1일 권장량으로 성인 남성 90mg, 성인 여성 75mg, 임신 여성 85mg, 수유 여성 120mg정도를 제시한다. 150g짜리 오렌지 하나 또는 80g짜리 키위 한 개 반이나 브로콜리 반 개 정도에는 80~100mg정도의 비타민 C가 들어 있으므로 채소나 과일을 웬만큼 먹으면 권장량에 미달할 가능성은 높지 않다.

　1일 권장량은 오랜 기간의 연구결과를 바탕으로 만들어진, 항산화물질로서의 기능과 콜라겐(collagen)을 비롯한 여러 가지 물질을 합성하는데 필요한 효소들을 작동시키기에 충분한, 건강유지에 부족함이 없는 양이다. 매일 그 정도 먹으면 비타민 C 부족으로 생긴 질병이 나을 수 있고, 예방도 가능한 양이다.

무엇 때문에 50배나 100배를 먹으라는 것일까? 혈관질환이나 암과 같은 다른 질병의 예방을 위해서라는데, 이러한 질병들이 비타민 C가 부족하여 발생할까?

혈관질환은 설탕이나 트랜스 지방, 포화지방, 알콜 등의 과잉섭취와 흡연, 그리고 식이섬유와 운동의 부족과 같은 나쁜 생활습관이 원인으로 지적되는데 이런 습관을 고치라고 하지는 않고, 비타민 C를 많이 먹으라는 것이다.

암의 경우도 마찬가지다. 마치 자동차에 품질이 나쁜 연료를 사용하여 엔진이 망가지고 있는데 엉터리 연료는 그대로 쓰면서 거기에 어떤 첨가제를 넣으면 엔진이 좋아진다는 이야기를 듣는 것 같다.

비타민 C는 물에 잘 녹아 쉽게 배설되므로 많이 먹어도 해는 없다고 생각하는 사람들이 있다. 과연 그럴까? 우리 몸은 비타민 C를 많이 먹을수록 흡수율이 떨어진다. WHO 자료에 따르면 섭취량이 100mg이하일 때는 흡수율이 98%에 이르지만, 180mg에서는 70%로, 1,500mg에서는 50%로, 12,000mg에서는 16%로 크게 낮아진다.[1] 흡수한 다음에도 필요한 양만 사용하고 나머지는 신장을

---

1) 세계보건기구(World Health Organization), SCURVY and its prevention and control in major emergencies, p.18

통해 다시 배설해야 한다. 과연 많이 먹는 것이 바람직할까?

소화기능도 생각해 봐야 한다. 정제 또는 농축된 합성 비타민 C를 장기간 먹으면 비타민 C 소화기능이 점점 퇴화될 가능성이 있다. 쌀 생산이 부족하던 시절 국내 쌀 가격의 1/7수준인 외국 쌀을 무한정 수입하였다면, 우리 벼농사가 살아남아 있을까? 품질 좋고 값싼 자동차를 무제한 수입한다면, 자동차 산업이 살아남을 수 있을까? 얼마 지나지 않아 관련 산업이 다 망가져 영구적으로 수입에 의존해야 할지도 모른다. 수많은 건강 관련 기관들이 한결같이 필요한 영양소를 식품으로부터 우선적으로 섭취할 것을 권하는 이유도 여기에 있을 것이다.

비타민 C가 우리 몸에서 여러 가지 중요한 기능을 하는 것은 분명한 사실이지만, 어떤 영양소든 몸에서 필요한 만큼 먹을 때 좋은 것이지 많이 먹을수록 좋은 영양소는 없다. 과유불급(過猶不及)은 비타민 C도 예외가 아니다. 과학적으로 입증되지 않은 잘못된 정보를 쫓아다니다 돈 버리고 몸을 망치는 우를 범하지 말아야 한다.

(아시아경제TV 2016.12.23)

74

소고기가 준 행복과 그늘(1)

　사람들은 소고기를 참 좋아한다. 알타미라 동굴의 벽화와 함께 인류가 그린 최초의 그림으로 알려진 라스꼬 동굴 벽화의 사냥장면에는 소가 보이는 것으로 보아 소고기 역사는 인류의 역사만큼 긴 것 같다. 소고기 선호는 소의 증가로도 확인된다. UN식량농업기구(FAO)에 따르면 소의 숫자는 1961년 9억 4천만 마리에서 2015년 14억 8천만 마리로 57%나 증가하였으며,[1] 증가세는 멈추지 않고 있다.

　우리나라의 1인당 소고기 소비도 꾸준히 늘어나고 있다. 1970년 1.2kg에서 2000년 8.5kg으로, 2015년에는 10.9kg으로 증가하였다.[2] 소고기 선호와 소득의 증가로 나타난 자연스런 현상이다. 소고기 선호현상을 취향과 영양 측면으로 나누어 생각해 볼 때, 맛이 있어서 좋아한다면 그것은 본인의 선택이며, 좋아하는 음식을 마음껏 먹을 수 있다면 행복일 것이다.

---

1) UN식량농업기구(Food and Agriculture Organization of the United Nations), FAOSTAT data
2) 농림축산식품부, 농림축산식품 주요통계 2016, p.348

영양 측면에서는 어떨까? 왜 먹느냐고 물으면 많은 사람들이 당연히 먹어야 하는 것 아니냐는 반응을 보이는데, 좋은 영양소가 들어 있을 것이라는 막연한 생각이 밑바탕에 깔려 있다. 어떻게 좋은 영양소가 들어 있을 수 있을까? 사람은 잘 먹지 않는, 영양소가 풍부한 먹이를 많이 먹어서일까? 아니면 소의 몸에서는 사람에게 필요한 영양소를 잘 만들어서일까? 둘 다 아니라면 영양 측면에서는 소고기를 먹어야 할 이유를 설명하기 어렵다.

소는 초식동물로 자연상태에서는 풀만 먹고 산다. 자유로운 선택이 가능한 환경에서 클로버 70%, 풀 30%정도를 먹는다는 연구 결과가 있지만, 목장에서 풀만 먹는 경우보다는 옥수수나 콩과 같은 곡물로 만든 사료를 먹여 사육하는 경우가 더 많은 것 같다. 지구상에서 생산되는 곡식의 1/3은 가축들이 먹는다지 않는가? 거기다가 성장촉진을 위해 성장호르몬도 먹이고, 위장에서의 염증을 억제하려고 항생제도 먹이는데, 미국에서 소비되는 항생제의 70%는 소를 비롯한 가축이 소비한다고 한다.

필자의 기억으로는 1960년대나 1970년대 겨울이 되면 볏짚과 마른 풀을 작두로 썰어 가마솥에 넣고, 벼를 찧을 때 나오는 속겨를 함께 끓여 만든 여물을 소에게 먹였다. 소의 먹이측면에서 보면, 목장에서 풀만 먹거나 사육장에서 곡물사료를 먹거나 어떤 경우에도 사람이 먹는 음식보다 영양소가 더 좋을 것 같지는 않다. 더구나 성장호르몬이나 항생제를 함께 먹고 자란 소의 고기가 사람의 몸에 얼마나 좋을 수 있을까?

소의 몸속에서는 좋은 영양소가 만들어질까? 당연한 이야기지만, 소의 몸에서는 먹이 속에 들어 있는 영양소를 자신의 몸에 필요한 형태로 바꾸기 때문에 인간에게 가장 좋은 형태는 아닐 것이다. 어떤 영양소는 인간에게도 좋은 반면, 어떤 영양소는 부적절한 형태일 수 있으며, 양에 있어서도 어떤 것은 부족하고, 어떤 것은 넘칠 것이다. 따라서 소고기는 많이 먹을수록 좋은 음식이 아니고, 적절히 조합하여 먹어야 하는 수많은 음식 가운데 하나일 뿐이다.

영양학적 분석도 같은 결과를 보여준다. 소고기에 들어 있는 영양소는 모두 채소나 과일, 곡식과 같은 식물성 식품에서 섭취할 수 있으며, 소고기를 좋아하는 사람이라면 소고기와 식물성 식품을 적절히 섞어 먹을 수도 있다. 그렇지만 소고기에 부족한 영양소는 다른 식품으로 섭취해야 하며, 너무 많이 먹으면 어떤 영양소는 심각한 부작용을 초래할 수도 있음을 기억해야 한다.

(아시아경제TV 2016.12.30)

75

소고기가 준 행복과 그늘(2)

　소고기를 좋아하는 사람들은 소고기를 마음껏 먹을 수 있다면 행복하다. 그렇지만, 호사다마(好事多魔)를 피해가지 못한다면, 적당한 선에서 자제하는 것이 현명하지 않을까? '육식의 종말'의 저자 제레미 리프킨은 소고기에 굶주린 현대인들의 욕구 충족을 위해 얼마나 환경을 파괴하는지, 인간이 얼마나 비인도적이고 잔인하며 무자비한지, 그 대가가 무엇인지를 적나라하게 고발하고 있다.

　소 사육면적은 전 세계 토지의 24%를 차지하고 있으며, 지구상에서 생산되는 전체 곡식의 1/3을 축우와 다른 가축들이 먹어치우는 반면, 수많은 사람들이 기아와 영양실조에 시달리는 것도 인간의 소고기 탐욕이 가져온 문제이지만, 여기에서는 소고기를 좋아하는 사람들에게 초점을 맞춰 살펴보고자 한다.

　미국의 1인당 소고기 소비는 1976년 42.8kg를 정점으로 2015년 24.4kg으로 줄었지만, 육류소비는 95.6kg으로 세계 최고수준이다. 성인의 반이 혈관질환, 당뇨병, 비만과 같이 잘못된 식사로 인한 생활습관병을 앓게 되자, 급기야 미국의회는 1990년에 보건복지부와 농무부에게 음식 가이드라인(dietary guidelines)을 5년마다 정하여 발표하도록 하는 법을 제정하기에 이르렀다.

2015년 가이드라인에는 건강한 식사 유형으로 다양한 채소와 통과일, 반 이상의 통곡식, 무지방 또는 저지방 유제품, 다양한 단백질, 불포화 지방을 제시하고, 설탕과 포화지방은 각각 하루에 필요한 에너지의 10% 미만으로 제한하며, 나트륨은 하루 2.3g미만으로 줄이란다. 포화지방이 많은 육류와 치즈를 줄이고, 불포화지방이 많은 채소나 통곡식, 살코기, 저지방 또는 무지방 치즈를 늘릴 것을 권한다.[1]

육류와 치즈에 많이 들어 있는 포화지방은 실온에서 고체로 존재하고, 쉽게 굳는 특성이 있어 혈액속의 양이 많아지면 혈관벽에 달라붙거나 덩어리를 만들어 혈관을 막으며, 혈관에서 저밀도(LDL)콜레스테롤을 높이기 때문에 심혈관질환이나 고지혈증, 각종 암의 원인이 되므로 많은 건강 관련 기관들은 포화지방의 섭취를 제한할 것을 권고하고 있다.

많은 연구결과들도 이를 뒷받침한다. 육류 소비가 증가할수록 대장암, 췌장암, 전립선암과 심혈관질환, 뇌졸중의 위험이 증가하며, 특히 베이컨, 햄, 핫도그, 소시지와 같은 가공육의 섭취는 전립선암, 유방암, 대장암, 췌장암과 뇌졸중, 당뇨병의 발병과 암과 심

---

1) 미국 USDA, Dietary Guidelines for Americans 2015-2020 p.15

혈관질환의 사망률을 높인다고 경고한다.

　육류섭취가 많은 미국인들과 적은 중국인들을 비교한 흥미로운 연구가 있다. 미국인들은 중국인들보다 지방을 3배나 섭취하고, 탄수화물은 1/2만 섭취하며, 단백질 섭취량은 1/3이 많으며, 70%를 동물성으로 섭취하고, 중국인들은 7%만 동물성으로 섭취하는데, 비만은 미국인들이 25%가 많다. 중국인들 가운데서도 동물성 단백질을 많이 섭취하는 사람들의 심장질환, 암, 당뇨병의 발병률이 높았다.[2]

　미국 재림교인 건강연구도 비슷한 결과를 보여준다. 재림교인들은 금연, 채식, 견과류 섭취, 규칙적인 운동, 정상체중 유지 등 다섯 가지 건강 행태를 유지하는데, 35% 정도가 채식주의자들이라 한다. 평균수명은 4.4년(여성)과 7.3년(남성)이 길었고, 암 사망률도 40%(남성)와 24%(여성) 낮았으며, 암 발생률도 15% 내지 79%가 낮았다.[3] 소고기는 즐기되, 양은 자제하는 지혜가 필요한 이유다.

(아시아경제TV 2017.1.6)

---

2) Jane E. Brody, NY Times May 8, 1990, Huge study of diet indict fat and meat

3) Wikipedia, Adventist Health Studies

76

어떤 고기가 몸에 좋을까?

음식점 거리를 지나다 보면 사람들은 고기를 참 좋아하는구나 하는 생각을 하게 된다. 채식주의자들이 들어갈 만한 음식점을 찾기가 쉽지 않은 것은 물론이다. 사람들이 어떤 고기를 먹을지를 결정할 때는 맛이나 취향에 따르겠지만, 유행의 영향도 받을 것이고, 가격도 고려할 것이다. 2014년 우리나라의 1인당 돼지고기 소비가 24.4kg으로 소고기 11.6kg보다 훨씬 많은 데에는 가격 영향이 클 것이다.

최근 건강에 대한 관심이 높아지면서 건강에 좋은 고기를 선택하려는 경향이 높아지는 것 같다. 소고기는 포화지방이 많으니 가능하면 먹지 말고, 돼지고기는 중간이니 있으면 먹고 없으면 먹지 말고, 오리고기는 불포화지방이 많으니 찾아다니면서 먹으라든가 이와 비슷한 말은 어렵지 않게 들을 수 있는데, 이 말이 맞는 말일까? 영양소 측면에서 어떤 고기가 몸에 좋을까?

우리나라 사람들이 가장 많이 먹는 소고기와 돼지고기, 닭고기에는 대체로 수분과 단백질, 지방, 무기질, 비타민과 약간의 탄수화물이 들어있는데, 부위별로는 살코기에는 보통 75%의 수분과 21~23%정도의 단백질, 그리고 약간의 지방이 들어 있으며, 소나 돼지의 지방층에는 90%안팎의 지방에 5%안팎의 수분과 약간의 단백질이 들어 있다.

이러한 고기들은 단백질을 구성하고 있는 아미노산의 종류나 비율에 있어서 큰 차이를 보이지 않으며, 포화지방의 비율도 30~35%수준으로 비슷하다. 오리고기도 불포화지방이 많다는 소문과 달리 포화지방 비율이 비슷하다. 영양소 측면에서 보면 소고기와 돼지고기, 닭고기, 오리고기 사이에 별 차이가 없기 때문에 어떤 고기가 몸에 더 좋다고 이야기하는 것은 사실이 아니다.

그렇다면, 아무 고기나 먹고 싶은 대로 먹어도 괜찮다는 말인가? 그렇지 않다. 고기에 많이 들어 있는 단백질과 지방, 일부 무기질과 비타민만으로는 우리 몸에 필요한 영양소를 모두 공급해 줄 수 없다. 어떤 고기에도 전혀 들어 있지 않으며 식물성 식품에만 들어 있는 영양소가 있기 때문에 고기에 지나치게 의존하는 식사로는 건강을 유지하는데 한계가 있다.

고기섭취량이 많아지면 단백질과 지방은 적정량을 초과하는 반면, 고기에 거의 없는 탄수화물이나 항산화제, 식이섬유는 부족하게 된다. 포화지방의 과잉 섭취는 각종 혈관질환과 비만을 가져오고, 탄수화물이나 항산화제, 식이섬유의 부족은 건강에 심각한 문제를 일으킬 것이기 때문에 고기 위주의 식사를 하면서 식물성 음식을 충분히 섭취하지 않으면 건강을 지킬 수 없다.

　우리 몸에서 필요한 영양소 차원에서 볼 때 식물성 음식에는 우리 몸에 필요한 영양소가 모두 들어 있으므로 우리는 식물성 음식만 먹고도 건강하게 살 수 있다. 반면에 동물성 음식에는 영양소가 편중되게 들어 있기 때문에 지나치게 의존하면 건강을 유지하기 어렵다. 식물성 음식은 필수이며, 동물성 음식이 선택이라고 말할 수 있는 이유이다.

　건강을 위해서라면 식물성 음식을 충분히 먹어 필요한 영양소를 섭취하되, 취향에 따라 단백질이나 지방과 같은 일부 영양소를 동물성 음식으로 대체할 수 있을 것이다. 육식을 과잉 섭취하여 온갖 생활습관병에 시달리고 있는 선진국들 특히 미국의 전철을 밟지 않기 위해서 그들의 현실과 반성을 눈여겨보고 타산지석으로 삼아야 한다.

(아시아경제TV 2017.1.13)

77
디저트와 간식의 유혹

많은 이들에게 맛있는 음식, 그 중에서 디저트나 간식을 먹는 즐거움도 큰 즐거움 가운데 하나이다. 디저트나 간식으로 많이 먹는 과자, 사탕, 캔디, 쿠키, 초콜릿, 케익, 탄산음료 같은 가공식품들은 달콤한 맛 때문에 어린이들이 대체로 좋아하는데, 길들여지면 성인이 되어서도 줄이기 쉽지 않다. 이러한 가공식품들이 건강에 어떤 영향을 끼칠까?

젊은 여성들 가운데에는 다이어트를 위해 식욕을 억제해 가면서 식사량은 줄이고, 배가 고프면 간식으로 이러한 가공식품들을 먹는 사람들이 있다. 이러한 다이어트가 성공할 수 있을까? 이러한 가공식품들에 어떠한 영양소가 많이 들어있는지를 보면 성공보다는 실패할 가능성이 훨씬 높아 보인다.

이러한 가공식품들은 밀가루나 쌀가루, 설탕, 버터, 달걀, 우유, 카카오열매 등 여러 원료를 사용하여 만들어지는데, 단맛을 내기 위해 많은 설탕이 첨가된다. 설탕의 함량은 50%를 훨씬 넘는 경우도 많은데, 이 첨가설탕이 몸 안에서 많은 문제를 일으킨다. 혈당을 급격히 상승시키고, 충치의 원인이 되며, 혈액 속의 중성지방을 증가시켜 혈관질환과 비만의 주요 원인이 된다.

가공식품에 설탕이 얼마나 많이 들어있는지 몇 가지 사례를 보자. 355mm콜라나 사이다 한 캔에는 보통 150~200kcal의 설탕이 들어있어 하루 소요 에너지의 6~8%나 된다. 미국사람들은 하루 설탕 섭취량의 47%를 탄산음료로부터 섭취한다고 한다. 초콜릿은 코코아에 지방과 설탕, 우유를 추가하여 만드는데, 우유 초콜릿 100g에는 52g의 설탕을 포함한 탄수화물 59g, 지방 30g, 단백질 8g이 들어 있다.

아이스크림은 우유나 크림에 옥수수시럽 형태의 과당이나 포도당을 섞고, 바닐라나 초콜릿 향신료를 넣어 만드는데, 아이스크림 반 컵에는 탄수화물 15g, 지방 7g, 단백질 2g으로 137kcal의 에너지가 들어 있으며, 탄수화물의 대부분이 설탕이다. 쿠키는 단맛을 내기 위해 설탕이나 과당이 많은 옥수수 시럽을 사용하기 때문에 설탕의 함량이 매우 높다. 케익 위에 얹는 두 숟갈의 초콜릿 프로스팅에는 성인여성의 1일 설탕 권장허용량이 들어있다.

이러한 가공식품들의 두 번째 문제는 설탕 다음으로 많이 들어있는 포화지방과 트랜스지방이다. 포화지방과 트랜스지방은 저밀도(LDL) 콜레스테롤을 증가시키고 고밀도(HDL) 콜레스테롤을 감소시켜 심혈관질환이나 고지혈증, 당뇨병, 각종 암의 원인이 되기 때문에 많은 건강관련 기관들은 섭취량을 줄일 것을 권한다.

포화지방은 육류와 유제품, 식물성 식품가운데 팜유와 코코넛오일에 많이 들어 있고, 트랜스지방은 마가린과 쇼트닝에 많은데, 가공식품에는 유제품이나 팜유, 마가린, 쇼트닝이 많이 이용된다. 팜유는 튀길 때나 마가린, 쇼트닝에 많이 사용되며, 쿠키를 만들 때 반드시 사용되는 쇼트닝은 포화지방이 많은 버터나 트랜스지방이 많은 마가린이나 식물성 가공유를 사용하여 만든다. 우유 초콜릿이나 아이스크림에 들어 있는 지방은 62~65%가 포화지방이다.

혈관질환, 당뇨병, 비만에서 자유로워지기 위해서는 설탕과 포화지방, 트랜스지방의 섭취를 최소한으로 줄여야 한다. 간식을 먹더라도 설탕과 포화지방, 트랜스지방이 적은 음식을 선택하는 것이 현명하다. 사랑하는 자녀들의 건강을 지켜주고 싶은가? 설탕과 포화지방, 트랜스지방을 멀리하는 습관을 반드시 길들이시라.

(아시아경제TV 2017.1.20)

78
우유의 참얼굴

한 때 젊은 엄마들 사이에 자신의 몸매를 오래 유지하기 위해 모유 대신 우유 먹이기 열풍이 불면서 모유 먹이는 엄마들은 시대에 뒤떨어진 양 생각하던 시절이 있었다. 어느 동물에게나 젖은 소화 기능이 충분히 발달하지 못한 새끼가 어느 정도 자랄 때까지 영양을 공급해 주는 수단이므로 젖에는 새끼의 성장에 적합한 영양소가 들어있기 마련이다. 그런데, 젖소는 특별히 사람 몸에 좋은 영양소를 우유에 담아 놓을까?

사람과 소는 성장의 속도는 물론, 목표와 과정이 많이 다르므로 필요한 영양소도 당연히 다르다. 송아지는 1년이면 거의 어미소로 자라기 때문에 우유에는 송아지의 빠른 성장에 필요한 영양소가 들어 있겠지만, 사람의 몸은 1년 만에 성인으로 자랄 수 없거니와 특히 뇌와 정신의 발달에는 긴 시간과 특별한 영양소가 필요하기 때문에 모유에는 아기의 성장에 가장 적합한 영양소가 들어 있을 것이므로 우유가 모유를 대신하는 데는 한계가 있다.

모유와 우유 한 컵의 영양소를 비교해 보면, 단백질은 2.5g과 7.9g, 지방은 10.8g과 7.9g, 탄수화물은 17.0g과 11.0g, 비타민 C는 12.3mg과 0mg, 나트륨은 42mg과 98mg, 칼슘은 79mg과 276mg 이 들어 있어 모유와 우유는 성분이 많이 다르다. 모유에는 단백질과 나트륨, 칼슘은 훨씬 적고, 불포화지방과 탄수화물, 비타민 C는 훨씬 많다.

모유와 우유에는 다른 동물성 식품과 달리 탄수화물의 하나인 락토스(lactose)라는 유당(乳糖)이 들어 있는데, 락타제(lactase)라는 효소에 의해 포도당과 갈락토스로 분해되어 흡수된다. 락타제는 아기의 소장에서 만들어지는데, 전세계 75%의 성인들에게는 만들어지지 않으며, 이런 사람이 우유나 유제품을 먹으면 구역질, 구토, 설사와 같은 소화장애를 일으키는 락토스 과민증(lactose intolerance)이 발생한다. 우리나라 사람들의 락토스 과민증은 이보다 훨씬 높다.

인간은 오래전부터 우유를 먹었는데, 그 역사는 수천 년에 이른다. 우유에는 영양소가 많다고 주장하는 사람들이 있는데, 젖소가 먹는 풀보다 더 좋은 음식을 먹는 사람 몸에서 우유보다 더 좋은 영양소가 만들어지지 않을까? 우유의 영양소는 젖소의 먹이와 환경의 영향을 많이 받기 마련인데, 풀보다는 사료에 성장호르몬이나 항생제를 함께 먹이며, 젖이 많이 나오도록 인공수정을 통한 임신과 출산을 반복시키는 현실을 감안할 때 우유의 영양소가 좋다고 보기는 어렵다.

우유의 성분을 들여다보아도 좋은 식품인지 의심스럽기는 마찬가지다. 탄수화물인 유당은 락토스 과민증으로 소화시키지 못하는 사람들이 훨씬 많다. 지방은 포화지방 비율이 육류보다 더 높아 미국 연방정부의 식품 가이드라인에서도 무지방이나 저지방 유제품을 권한다. 칼슘을 비롯한 무기질과 비타민이 풍부하다는데, 유제품을 많이 먹는 미국인들의 골다공증 환자가 훨씬 많은 현실은 어떻게 설명할 수 있을까?

당신의 사랑하는 아이가 다소 느려 보이지만 튼튼하게 자라기를 바라는가, 아니면 송아지처럼 빨리 자라기를 바라는가? 성인인 당신의 몸을 건강하게 유지하기를 바라는가, 송아지처럼 계속 성장하기를 바라는가? 송아지와 같은 성장을 원하지 않는다면, 우유나 치즈, 버터, 크림, 요구르트, 아이스크림과 같은 유제품에 당신과 사랑하는 아이들의 소중한 몸을 맡기지 마시라.

(아시아경제TV 2017.1.28)

79

소금, 고마울 때 줄이는 지혜

　김장할 때 소금물로 배추를 씻으면 배추가 소금에게 수분을 빼앗기고 숨이 죽는 것은 소금에는 물을 흡수하는 성질, 곧 흡습성이 있기 때문이다. 소금은 나트륨(Na)과 염소(Cl)로 구성되어 있는데, 소금의 흡습성은 동물의 체내에서 혈액의 양과 혈압, 수소이온농도(pH)를 조절하는데 큰 영향을 주기 때문에 혈중 나트륨 농도를 적정 수준으로 유지하는 것은 매우 중요하다.

　소금 환경에 적응하는 물고기의 예를 보자. 바닷물은 소금의 농도가 3.5%인데, 이보다 훨씬 낮은 바닷물고기는 피부나 아가미를 통하여 바닷물에게 물을 끊임없이 빼앗기기 때문에 바닷물을 많이 마시되, 오줌을 거의 배출하지 않고, 소금은 배출하여 소금의 농도를 적정수준으로 유지한다. 반면에, 민물은 소금 농도가 0.1% 이하로 매우 낮기 때문에 민물고기에게 물이 끊임없이 들어오므로 민물고기는 먹이로부터 얻은 소금은 보유하고, 물을 거의 마시지 않으며, 많은 양의 오줌을 배출하여 소금의 농도를 적정수준으로 유지한다.

성인의 몸에는 250g정도의 소금이 주로 피나 땀, 오줌과 같은 체액에 들어 있는데, 위장관에서 흡수되는 소금의 양에 맞추어 오줌이나 땀으로 내보내는 소금의 양을 조절하여 혈액 속의 나트륨 농도를 적정 수준으로 유지하기 때문에 소금 섭취량이 너무 적거나 많지 않도록 최소한의 노력은 필요하다. 소금 섭취량의 문제는 부족한 경우보다는 과다섭취로 인하여 많이 발생한다.

소금을 과다섭취하여 피 속의 나트륨 농도가 높아지면 신장에서 수분을 배출하는 기능이 약화되어 수분량 증가로 혈압이 올라간다. 혈압의 상승은 혈관벽의 근육을 두꺼워지게 하여 혈관 내부가 좁아지므로 혈압은 더욱 상승한다. 이러한 현상이 오래 지속되면 고혈압으로 발전하고, 심근경색과 뇌졸중과 같은 혈관질환으로 사망에 이르기도 한다. 고혈압의 원인에는 흡연, 과음, 운동부족, 비만, 가족력, 잘못된 식사 등 여러 가지가 있지만, 소금의 과다섭취가 가장 큰 원인의 하나로 지목되고 있다.

소금의 과다섭취는 위벽을 손상시켜 위암의 발생을 높이는 것으로 알려진 헬리코박터균의 성장과 활동에 취약하게 하므로 위암 발생을 증가시키기도 한다. 또한 소금의 과다섭취로 콩팥에서 나트륨을 배출할 때 콩팥속의 칼슘도 함께 배출되므로 뼈속의 칼슘을 소모시켜 골다공증과 신장결석의 원인이 되며, 뇌졸중이후에 나타나는 혈관성치매의 원인이 되기도 한다.

세계보건기구(WHO)는 5g미만의 소금(나트륨 2,000mg)을, 미국 연방정부의 식품 가이드라인에서는 5.9g미만의 소금(나트륨 2,300mg)을 하루 섭취량으로 권고하고 있다. 대부분 국가들의 소금 섭취량은 이들 권고량보다 훨씬 많은데, 특히 동부유럽과 아시아 국가들의 섭취량은 12g이상으로 권고량의 2배를 넘는다. 우리나라는 꾸준히 줄고 있으나, 2015년 나트륨 섭취량이 3,871mg으로 아직도 권고량의 2배 수준이다.[1]

소금은 매우 고마운 물질이나, 과다섭취로 인한 문제가 심각하므로 건강 관련 기관들은 한결같이 섭취량을 줄일 것을 권고하고 있다. 나트륨의 하루 섭취량을 1,000mg 줄이면 심혈관질환이 30%가 줄어든다는 연구결과도 있다.[2] 미국이나 영국에서 1일 소금 섭취량의 75%는 가공식품으로부터 온다고 하니[3] 가공식품과 국물, 패스트 푸드, 생선구이 등 소금이 많이 들어 있는 식품을 줄이는 현명함이 필요하다.

(아시아경제TV 2017.2.3)

---

1) 헬스조선 2016.12.19., 소금 섭취 5년 만에 19% 감소--- 여전히 WHO 권고량의 2배

2) Wikipedia, Salt, Sodium consumption and health

3) Consensus Action on Salt & Health, Salt and blood pressure

80
알콜과의 전쟁

와인을 비롯한 술의 역사는 길다. 술을 안 마셔도 건강에 문제가 없다는 사실은 옛날에도 쉽게 알 수 있었을 테니까 술 마시는 문화는 건강을 위해서라기보다는 사람들의 취향이나 스트레스의 해소, 대인관계, 사회활동처럼 건강이외의 이유로 정착되었을 것이다.

술의 주성분인 에탄올은 전혀 먹지 않아도 아무런 영양결핍도 생기지 않으므로 필수영양소가 아니다. 술에는 주로 물과 알콜, 설탕이 들어 있고 칼로리는 알콜과 설탕에서 나오기 때문에 흔히 깡통칼로리(empty calories)라 부른다. 연구 결과에 따르면, 에탄올이 건강에 일부 유익한 효과가 있기는 하지만, 과음할 때의 부정적인 효과에 비할 바가 아니다.

수소 원자 두 개와 산소 원자 한 개가 결합하여 물이 되듯이 원자들 가운데는 다른 원자와 결합하여 성질이 전혀 다른 물질이 되는 경우가 있다. 이처럼 다른 원자와 결합하는 원자들은 결합에 필요한 손을 가지고 있는데, 탄소(C)는 4개, 산소(O)는 2개, 수소(H)는 1개다. 탄소 1개와 수소 4개가 결합하면 CH4, 메탄이 되며, 탄소 2개가 수소 6개와 결합하면 C2H6, 에탄이 되듯이 탄소와 수소의 화합물은 사슬로 연결되는 탄소의 수와 모양에 따라 종류가 많다. 이들 가운데 산소와 수소, 즉 OH가 수소 원자 한 개를 대체하고 있는 물질을 알콜이라 부른다.

알콜에는 탄소가 하나인 메틸알콜(메탄올; CH3OH)부터 2개인 에틸알콜(에탄올; C2H5OH), 3개인 소독알콜(프로판올; C3H7OH) 등 종류가 많은데, 알콜은 몸 안에 들어오면 정도의 차이는 있으나 모두 독성이 있다. 술에 들어 있는 에탄올은 자연계에서 과일이 발효될 때 만들어지는 흔한 알콜이기 때문에 동물의 몸에는 이를 독성이 없는 물질로 변화시키는 시스템을 가지고 있다.

에탄올이 몸에 들어오는 순간 우리 몸은 독성물질임을 인식하고 비상사태에 돌입하여 다른 대사작용보다 우선적으로 해독작업을 시작한다. 다른 음식과 달리 삼키자마자 식도를 거쳐 위와 소장으로 내려간다. 일반적인 소화과정을 거치지 않고 위에서 20%가, 작은창자에서 나머지 80%가 흡수되어 바로 혈관으로 들어간다. 10%미만의 적은 양은 오줌이나 땀, 침, 호흡으로 배출되고, 나머지는 주로 독성물질을 제거하는 기능을 담당하는 간에서 분해된다.

알콜은 여러 단계를 거쳐 독성이 없는 물질로 바뀐다. 혈액속의 알콜은 1단계로 아세트알데히드와 두 개의 수소원자로 분해되고, 아세트알데히드는 다시 아세트산과 수소원자로 분해되며, 아세트 산은 인체에 무해한 이산화탄소와 물로 바뀌는 과정을 거쳐 대사가 마무리되는데, 이 과정에서 아세트알데히드는 짧은 시간 존재하는 발암물질로 간은 물론, 췌장과 뇌를 포함한 세포와 조직에 손상을 준다.

알콜은 빨리 흡수되기 때문에 혈중알콜농도는 빠른 속도로 올라가서 음주 후 10분 이내에 측정이 가능하고, 35분 내지 45분 사이에 최고로 올라간다. 몸무게 70kg인 사람이면 보통 한 시간에 7~14g정도의 알콜이 분해되며, 혈중알콜농도는 한 시간에 0.01% 정도 내려가는데, 시간의 경과이외에 어떤 방법으로도 좀처럼 내려가지 않는다.

알콜이 우리 몸에 들어오는 순간, 간과의 전쟁이 불가피하다면 간이 전쟁에서 이길 수 있도록 유리한 조건을 만들어 주는 것은 우리의 몫이다. 알콜이 간의 능력범위를 넘어서지 않도록 절제하는 자세가 필요하다.

(아시아경제TV 2017.2.10)

81

바꾸어야 할 술 문화

건강에 관한 한 세계보건기구(WHO)는 전 세계가 인정하는 최고의 기구로서 수많은 건강 정보와 연구결과를 모든 회원국들에게 제공하고 있다. 그런데도 국민들의 건강향상에 도움이 될 수 있는 WHO의 중요한 정보들이 우리 사회에 제대로 알려지지 않는 것은 안타까운 일이다. 알콜의 해악에 대한 정확한 정보가 전달되어 일그러진 음주문화의 개선에 도움이 되었으면 좋겠다.

WHO에 따르면 1년 동안 전 세계 사망자의 5.9%인 330만명이 알콜 때문에 죽는다.[1] 특히 알콜 소비는 젊은이들의 죽음과 신체장애의 원인이 되어 20·30대 사망자의 25%는 알콜 때문에 죽는다.[2] 알콜이 사람의 수명을 10년 정도 단축시킨다는 연구결과도 있다. 알콜은 200가지 이상의 질병과 부상의 원인이 되며, 건강하지 못한 삶의 5.1%는 알콜 때문이다.[3] 정신적·육체적 장애의 원

---

1) 세계보건기구(World Health Organization), Fact sheet, Alcohol

2) 세계보건기구(World Health Organization), Fact sheet, Alcohol

3) 세계보건기구(World Health Organization), Fact sheet, Alcohol

인이 되기도 하며, 경제적, 사회적으로 막대한 비용의 지출을 가져 온다.

WHO 산하 국제암연구소(International Agency for Research on Cancer; IARC) 는 알콜 음료인 술을 담배연기와 함께 1그룹 발암물질로 분류하고 있다.[4] 알콜은 유방암, 결장암, 후두암, 간암, 식도암, 구강암, 인두 암의 원인이며, 췌장암의 원인일 수도 있다고 한다. 알콜이 건강에 미치는 영향에 대해서는 부정적인 요소가 너무 많아 다 열거하기 가 어려울 지경이다.

알콜은 혈관에 들어오면 세포막을 자유롭게 통과할 수 있기 때 문에 거의 모든 세포안으로 들어갈 수 있다. 단기적으로는 혈중 알 콜 농도 0.12%이하의 적은 양을 마셨을 때 분위기와 행복감이 상 승되고, 자신감과 사회성이 향상되며, 걱정이 줄어드는 긍정적인 측면이 있지만, 판단력과 근육 상호작용능력을 떨어뜨리기도 한 다.

음주량이 많아지면 혼란스러워지고, 말이 어눌해지며, 비틀거리 고, 졸리거나 토하며, 더욱 증가하면 인사불성, 일시적 의식상실이 나 기억상실, 호흡곤란을 겪기도 한다. 특히 감기약, 혈압약, 진정 제, 수면제, 항 경련제 등의 약물을 복용하고 술을 마시게 되면 위 장장애나 위장출혈, 간 손상, 저혈압, 호흡곤란과 저산소증 등과

---

4) 국제암연구소(International Agency for Research on Cancer (IARC)), Agents Classified by the IARC Monographs, Volumes 1–120

같은 부작용이 나타난다. 알콜을 마신 상태에서 자동차나 항공기, 중장비를 운전하는 것은 사고위험을 증가시키므로 많은 나라에서 법으로 금지하고 어길 경우 처벌하고 있다.

적은 양의 음주는 심장병, 뇌졸중, 당뇨병과 조기사망의 위험을 낮춘다는 연구결과가 있다. 알콜 기준으로 여성은 하루 표준 음주량 이하, 남성은 하루 표준 음주량의 두 배 이하를 마실 경우 얻은 결과인데, 미국의 표준 음주량은 알콜 14g이므로 알콜 농도가 5%인 350ml 맥주 한 캔 정도 된다. 표준 음주량은 나라마다 다르나, 대체로 하루 10g수준이다. 표준 음주량을 초과하여 오랫동안 마실 경우 알콜중독, 정신질환, 심혈관질환, 고혈압, 뇌졸중, 간경화, 호흡기나 소화기 암 등 수많은 질병의 위험이 증가한다.

유해함을 알면서 과음을 즐기는 것도 한심한 일이지만, 원하지 않는 사람에게 강요하고 음주량이 많음을 자랑스러워하는 잘못된 음주문화와 음주 후의 잘못된 행동에 관대한 사회풍토는 하루빨리 개선되어야 한다.

(아시아경제TV 2017.2.17)

82

건강의 뿌리, 생명식

모든 생명체는 세포를 구성하고 있는 유전자가 생명에너지를 받아 정상적으로 작동이 됨으로써 생명을 유지하게 되므로 필요한 영양소를 적절히 공급하는 생명식은 건강 유지에 필요한 최소한의 조건임은 앞에서 밝힌 바와 같다(63편 참조). 유전자가 정상적으로 작동하기 위해서는 필요한 원료인 영양소는 물론, 생명스위치를 켜는 데 필요한 영양소도 반드시 공급해 주어야 하기 때문이다.

역사적으로 보면 과거에는 영양이 부족하여 질병이 많이 발생하였으나, 제2차 세계대전 이후에는 선진국들을 중심으로 특정 영양소의 과잉이나 불균형으로 인한 질병이 더 많이 발생하고 있다. 미국의 경우 성인의 반이 혈관질환이나 당뇨병, 비만 가운데 하나 이상을 앓고 있을 정도로 잘못된 식사와 운동부족으로 인한 질병이 증가함에 따라 미국 정부는 식사 가이드라인을 만들어 발표하고 있고, 세계보건기구(WHO)도 이 문제를 개선하기 위해 심혈을 기울이고 있다.

우리 몸에 필요한 영양소는 탄수화물, 단백질, 지방의 3대 영양소와 여러 종류의 무기질과 비타민, 그리고 수많은 항산화제를 들 수 있는데, 어떤 식품에 어떤 영양소가 얼마만큼 들어 있는지를 파악하여 이러한 음식을 모두 찾아서 먹는 것은 현실적으로 쉽지 않다. 따라서 가능한 골고루 섭취하되, 부족하기 쉬운 영양소가 많이 들어 있는 음식의 섭취는 늘리고, 과잉으로 문제가 되는 영양소의 섭취는 줄이는 것이 현명한 방법이다.

또한, 에너지의 흡수는 에너지의 소비와 균형을 이루는 것이 바람직하다. 1일 칼로리 소요량은 성인 남성이 2,500kcal, 여성이 2,000kcal 정도로 알려져 있는데, 사람마다 체격조건이나 생활환경이 다르므로 소요 에너지도 다르다. 에너지의 흡수는 부족한 것도 문제이지만, 넘치는 것도 비만이나 혈관질환 등 각종 질병의 원인이 되므로 각자의 소비량에 맞추어 적정량을 흡수할 필요가 있다.

아울러, 편식을 할 경우 부족하기 쉬운 영양소가 풍부한 식품을 충분히 섭취하는 것도 중요하다. 식물성 식품은 골고루 섭취하면 어떤 영양소나 부족할 가능성이 많지 않으나, 동물성 식품은 식이섬유나 항산화제가 부족하므로 반드시 식물성 식품으로 보충하여야 한다. WHO나 미국정부의 식품 가이드라인에서 다양한 채소와 통과일, 그리고 통곡식을 많이 먹을 것을 권하는 이유도 여기에 있다.

뿐만 아니라, 과잉되기 쉬운 영양소의 섭취에 유의하여야 한다. 설탕과 포화지방은 각각 하루에 필요로 하는 에너지의 10%를 넘기지 않아야 하며, 트랜스지방은 최소한으로 줄여야 한다. 대부분의 설탕은 간에서 지방으로 전환되므로 포화지방과 함께 혈관 속에서 저밀도(LDL) 콜레스테롤과 중성지방을 증가시켜 혈관질환과 지방간, 비만, 암과 같은 각종 만성질환의 원인이 된다(67, 68, 69편 참조).

소금은 하루 섭취량을 5g(나트륨 기준 2g)이하로 줄여야 한다. 소금은 혈압을 상승시키고, 위암 발생을 높이며, 골다공증과 신장결석의 원인이 된다(80편 참조). 알콜은 필수 영양소가 아닐 뿐만 아니라 건강을 해치므로 남성은 표준음주량의 2배, 여성은 표준음주량을 넘기지 않는 것이 중요하다.

건강을 해치는 나쁜 음식에 적응되어 있는 내 입맛을 고집하지 말고, 내 몸이 좋아하는 생명식 위주의 식사로 건강의 뿌리를 튼튼히 하면, 내 몸은 반드시 건강으로 보답해 줄 것이다.

(아시아경제TV 2017.2.25)

83
소화를 업그레이드시키는 생명식

아무리 좋은 음식도 영양소가 몸에 흡수되지 않으면 무용지물인데, 영양소들은 음식 속에 다양한 형태로 얽혀 있어 포도당이나 아미노산처럼 단순한 형태로 분해되어야 비로소 흡수가 가능하다. 그런데 영양소마다 분해하는 효소가 다르고, 효소마다 작용하는 환경이 다르기 때문에 소화는 그리 간단한 일이 아니다.

음식 속의 전분은 침에 들어있거나 췌장에서 만들어지는 아밀라제에 의해 설탕으로 분해되었다가 포도당과 같은 단당류로 분해되어 흡수된다. 지방은 간에서 만들어지는 담즙의 도움을 받아 췌장에서 만들어지는 리파제에 의해 소장에서 분해된다. 단백질은 위에서 분비되는 펩신과 췌장에서 분비되는 다른 효소에 의해 폴리펩티드로 분해되었다가 아미노산으로 분해된다.

음식이 제대로 소화되려면 이처럼 음식에 들어 있는 영양소의 종류에 따라 적절한 소화효소가 음식에 섞여 영양소를 분해하여야 하는데, 소화효소마다 활동할 수 있는 수소이온농도(pH)가 다르다. 입 안은 6.8로 아주 약한 산성이지만, 위는 단백질의 소화를 위해 1.5-3.5정도의 매우 강한 산성이며, 소장은 8.5 정도로 알칼리성을 유지한다.

음식에 들어있는 영양소를 잘 흡수하기 위해서는 이처럼 복잡한 소화과정과 환경을 잘 이해하고, 좋은 식습관을 유지하는 것이 영양소가 적절하게 들어 있는 좋은 음식을 먹는 것 못지않게 중요하다.

첫째, 섭취할 영양소는 전체적으로는 물론, 영양소별로도 부족하지도 넘치지도 않는 것이 좋다(82편 참조). 어떤 음식에도 모든 영양소가 골고루 들어있지는 않으므로 좋아하는 음식은 많이 먹고, 싫어하는 음식은 기피하는 편식은 영양소의 과부족을 만들어 좋지 않다.

둘째, 과식과 간식을 피하고, 물은 식사하기 한참 전이나 소화가 끝난 뒤에 마시는 것이 좋다. 위에 음식이 너무 많거나 물이 많으면 음식을 잘게 부수거나 소화효소를 골고루 섞기 어렵다. 보통 두 시간이 지나면 음식은 위에서 십이지장으로 내려가는데, 그 전에 간식을 하면 새로 들어온 음식과 섞여 발효되거나 부패하여 독성물질이 만들어지며, 소화기의 휴식을 방해한다.

셋째, 한 끼에 먹는 음식의 종류가 많지 않은 단순한 식단이 좋다. 소화효소는 먹는 음식에 맞추어 분비되는데 여러 종류의 음식을 섞어 먹으면 소화하기 어렵다. 바로 위를 통과하여 소장에서 쉽게 흡수되는 과일은 가능하면 먼저 먹고, 강한 산성에서 소화가 이루어지는 단백질 음식을 먹은 다음 다른 음식을 나중에 먹는 것처럼 분리하는 것이 좋다.

넷째, 자연식에 가깝도록 먹고, 요리도 가능하면 최소화하는 것이 좋다. 과일은 통째로 먹고, 곡식도 가능하면 현미나 통밀처럼 통째로 요리하는 것이 영양 손실이 없어 좋으며, 즙으로 짜 먹는 것은 좋지 않다. 가공이나 정제나 요리는 어떤 형태로든 많이 할수록 나쁘다.

다섯째, 음식은 꼭꼭 씹어서 천천히 먹고, 아침식사는 거르지 않는 것이 좋다. 침이 음식에 잘 섞여야 소화가 잘 되며, 침에는 면역글로불린이 들어있어 침샘의 감염도 막아준다. 아침식사는 신진대사를 왕성하게 하고, 활력을 준다. 아침식사를 거르면 간식의 유혹을 느끼며, 점심을 과식하게 만든다.

소화가 잘 되게 식사하는 습관은 영양소의 흡수에 좋을 뿐만 아니라 소화를 원활하게 하므로 장기적으로 위암, 간암, 췌장암, 대장암과 같은 각종 소화기질환의 예방과 치유에도 큰 도움이 되는 것을 반드시 기억하자.

(아시아경제TV 2017.3.3)

84

담배의 유혹과 함정

담배가 건강을 해친다는 사실은 누구나 알지만, 얼마나 심각한 지는 대체로 잘 모른다. 담배 피우는 사람이 다 죽는 것도 아니고, 담배 때문에 죽기까지는 오랜 시간이 걸리다 보니 별로 심각하게 생각하지 않으며, 안 피우는 사람은 자신은 괜찮다고 생각하기 쉽다. 그렇지만, 흡연자의 반이 담배 때문에 죽게 되고, 많은 비흡연자가 간접흡연 때문에 죽는다는 사실을 알면, 담배 때문에 죽는 것이 나와 상관없는, 남의 이야기만은 아니다.

담배는 인류에게 가장 큰 건강 위협요인이다. 세계보건기구 (WHO)에 따르면 1년 동안에 30세 이상 전 세계 사망자의 12%인 6백만명이 담배 때문에 죽는다.[1] 전 세계 흡연율이 20%정도이므로 사망자의 20%를 흡연인구로 볼 때, 어림잡아 흡연인구의 반 이상이 담배 때문에 죽는 셈이다. 술 때문에 죽는 330만명의 두 배나 되며, 술과 달리 피우지 않는 간접흡연자까지 병들어 죽게 한다.

---

1) 세계보건기구(World Health Organization), Fact sheet, Smoking

담배에는 필요한 영양소가 전혀 들어 있지 않고, 유해물질은 많이 들어 있기 때문에 담배를 피우지 않는 사람이 더 건강하게 사는 것은 당연하다. 담배연기에는 4,000가지 이상의 화학물질이 들어 있는데, 250가지 이상이 몸에 해로우며, 50가지 이상이 암을 일으킨다. WHO 산하 국제암연구소는 담배연기를 알콜 음료인 술과 함께 1그룹 발암물질로 분류하고 있다.

WHO에 따르면 1년 동안에 담배 때문에 죽는 6백만명 가운데 60만명 이상이 간접흡연으로 죽는다. 감염성질환자의 5%와 비감염성 질환자의 14%가 담배 때문에 죽는다. 담배로 인한 감염성 질환 사망자의 7%는 폐렴, 12%는 하기도 감염으로, 담배로 인한 비감염성 질환 사망자의 10%는 심혈관질환, 22%는 암, 36%는 호흡기 질환으로 죽는다.[2]

담배와 관련한 심혈관질환 사망자들은 젊은 성인들에게 많아서 30-44세 허혈 심장병 사망자의 38%와 폐암 사망자의 71%, 만성 폐쇄성 폐질환 사망자의 42%가 담배 때문에 죽는다. 담배연기의 폐해는 흡연자에 국한되지 않는다. 간접흡연은 성인들에게 심각한 심혈관질환과 호흡기질환을 일으키며, 유아들에게 돌연사의 원인이 되고, 임산부들에게는 태아의 저체중의 원인이 된다. 2004년 간접흡연 사망자의 28%가 어린이였다.[3]

---

2) 세계보건기구(World Health Organization), Fact sheet, Smoking

3) 세계보건기구(World Health Organization), Fact sheet, Smoking

이와 같은 흡연의 심각한 유해성이 알려지면서 WHO를 비롯한 수많은 건강관련 기관들과 각국 정부들은 적극적인 홍보와 금연정책을 일관되게 추진하고 있다. 선진국들은 오랜 홍보와 금연정책에 힘입어 흡연율이 꾸준히 낮아지고 있으나, 개발도상국의 흡연인구는 아직도 증가추세가 멈추지 않고 있다.

우리나라의 흡연율은 2015년 21.9%로 세계 평균 흡연율이나 다른 OECD 국가들과 비슷한 수준이나, 남성 흡연율은 37.9%로 OECD 국가들 가운데 가장 높으며, 2012년 세계 남성 평균 흡연율 31.1%보다 훨씬 높은 수준이고, 흡연의 유해성을 잘 모르는 청소년들이 유혹에 빠져 흡연율이 매우 높은 것도 문제다.

담배는 한 번 피우기 시작하면 주성분이 니코틴의 중독성 때문에 끊고 싶어도 끊기가 쉽지 않으므로 청소년들이 흡연의 함정에 빠지지 않도록 하는 것이 중요하다. 국가도 흡연의 유해성을 적극 홍보하고, 금연정책을 꾸준히 추진해야겠지만, 특히 청소년들이 어려서부터 흡연습관을 갖지 않도록 성년 흡연자가 솔선수범하여 금연하는 자세가 더욱 중요하다.

(아시아경제TV 2017.3.10)

85
음식이 약이 될 수 있을까

　우리나라에는 음식을 약으로 생각하는 사람들이 많다. 어떤 병에는 어떤 음식이 좋다더라 하는 말을 심심치 않게 들을 수 있고, 특히 암환자가 어떤 음식 먹고 나았다는 소문이 나서 불티나게 팔린다는 말을 종종 듣게 된다. 2200여년 전에도 비슷한 생각을 가진 사람이 있었다. 중국을 최초로 통일한 진시황은 황제의 자리를 오랫동안 누리기 위해 불로장생약을 구해 오라고 사람들을 한반도로 추정되는 동쪽 나라에 보냈다는데 불행히도 그는 그 약을 기다리다가 50세의 나이에 죽었다.

　유전학의 발전으로 인간이 앓고 있는 질병은 세포 속에 있는 프로그램, 곧 유전자가 제대로 작동하지 않기 때문이라는 사실은 물론, 작동하지 않는 유전자의 위치까지 확인되었다. 특정 유전자가 작동이 안 되는 원인을 찾아서 해결하면 질병은 낫겠지만, 모든 요인들을 밝혀내기까지는 앞으로도 얼마나 많은 시간과 노력이 더 필요할지 모른다.

유전자는 세포 안에서 어떤 기능을 하는 단백질을 만들어내는 프로그램이나 공장이라고 볼 수 있는데, 유전자를 모르던 시절에는 어떤 질병이든지 낫게 하는 도깨비방망이 같은 존재가 있으면 좋겠다는 생각을 할 수 있었겠지만, 인간의 모든 활동이 유전자의 작동에 의해 이루어지는 현실을 생각하면 그런 약이나 음식은 있을 것 같지 않다.

예를 들어 탄수화물을 소화시키는 아밀라제(amylase)라는 효소를 만드는 유전자가 작동을 안 하여 소화불량에 걸렸다면, 그 이유는 세 가지를 생각해 볼 수 있다. 첫째는 그 원료가 제대로 공급이 되었는지 여부이고, 둘째로는 유전자에 이상이 생겼는지 여부이며, 셋째는 유전자의 작동을 가능하게 하는 스위치가 제대로 켜지는지 여부를 생각해 볼 수 있다.

먼저 유전자가 일할 수 있도록 원료를 공급하는 것은 필요한 영양소가 들어있는 음식을 잘 소화하여 흡수할 수 있도록 식사하면, 즉 생명식을 하면 해결되는데 그리 어려운 일이 아니다. 어떤 사람이 특정 영양소가 부족한 식사를 한 것 때문에 어떤 질병에 걸렸다면 그 영양소가 들어있는 음식을 먹으면 이 질병은 쉽게 낫는다. 괴혈병환자가 비타민C가 많이 들어있는 채소나 과일을 먹으면 바로 낫는 경우가 좋은 예가 될 수 있다.

둘째 문제, 즉 유전자가 고장이 났다면 당연히 그 유전자를 고쳐야 그 질병이 나을 수 있고, 셋째 문제, 유전자는 정상이지만, 유전자의 스위치가 안 켜지는 경우라면 스위치를 켜야 하는데, 이 두 가지 문제는 잘못된 생활습관에서 비롯되기 때문에 잘못된 생활습관을 바로잡아야 해결이 가능하다. 이론적으로는 언젠가 유전학자나 후성유전학자들이 밝혀주겠지만, 이러한 생활습관에 대해서는 "NEW START"를 통해서 하나씩 설명해 나가려 한다.

생명식에 대해서는 83편과 84편에서 밝혔듯이 필요한 영양소가 들어있는 음식을 잘 소화하여 흡수할 수 있도록 먹는 것으로 충분하다. 어떤 영양소의 부족이나 과잉으로 질병이 걸렸다면, 그 원인을 해소하는 것만이 유일한 해결방안이며, 그 질병을 낫게 할 수 있는 특별한 음식이나 특효약이 따로 있는 것이 아니다.

음식은 필요한 영양소를 공급해 주는 데에 먹는 의의가 있으므로 어떤 음식을 일부러 기피하거나 너무 많이 먹는 것은 바람직하지 않다. 식물성 음식을 기본으로 골고루 먹도록 하고, 유행이나 소문 따라 어떤 음식을 특별히 많이 먹는 어리석음을 범하지 말아야 한다.

(아시아경제TV 2017.3.17)

86

미토콘드리아를 사랑하라

    세계보건기구(WHO)는 5대 사망위험 요인으로 고혈압(13%), 흡연 (9%), 고혈당(6%), 육체적 비활동(6%), 비만(5%)을 꼽는다. 위험 요인 가운데 네 번째를 차지하는 육체적 비활동은 1년 동안 320만명의 사망원인이 된다.[1] 유방암과 대장암의 21-25%와 당뇨병의 27%, 허혈심장병의 30%가 육체적인 활동의 부족에 기인하며, 활동적이 지 않은 사람들은 활동적인 사람보다 죽음 위험이 20-30% 높다고 한다.

    육체적 활동은 좁은 의미의 운동은 물론, 일이나 노는 것, 여행 이나 레저활동을 포함하여 에너지를 소비하는 골격근의 모든 활 동을 의미하는데, 이러한 육체적 활동은 심혈관질환, 일부 암과 2 형 당뇨병의 위험을 낮추고, 근골격 계통의 건강을 향상시키며, 우 울증 증상을 완화시킨다. 또한 엉덩이와 척추의 골절을 감소시키 고 비만을 줄여준다고 한다.

---

1) 세계보건기구(World Health Organization), Health topics, Fact sheet, Physical inactivity

운동은 신체단련과 건강을 유지하고 향상시키기 위한 계획적, 구조적, 반복적인 활동으로 육체적 활동보다 범위가 좁다. 'NEW START'의 두 번째 글자 'E'는 영어 'exercise'의 첫 글자로 바로 이 운동을 의미한다. 사람들은 건강을 유지하기 위해 필요한 활동으로 '좋은 식사' 다음으로 운동을 꼽을 만큼 운동이 중요하다는 것을 잘 안다. 사고를 당하여 병원신세를 지거나 깁스를 해 본 사람이라면 운동의 효과를 쉽게 이해할 것이다.

운동을 하면 우리 몸 안에서는 어떤 일이 일어날까? 생명유지를 위해 생체 내에서 이루어지는 물질의 화학적 변화를 신진대사라고 하는데, 신진대사에서는 생명유지를 위한 활동에 필요한 에너지를 얼마나 잘 생산하느냐가 가장 중요하다. 신진대사의 과정은 필요한 원료인 영양소와 산소의 공급, 에너지의 생산, 부산물의 처리의 3단계로 나누어 생각해 볼 수 있다.

에너지 생산에 사용되는 원료는 음식을 소화하여 흡수한 포도당, 아미노산, 지방산과 같은 영양소와 에너지 생산에 반드시 필요한 산소가 있는데, 온몸에 거미줄처럼 퍼져있는 혈관을 통해 60조 개의 모든 세포에 전달된다. 세포에서는 공급받은 영양소와 산소를 이용하여 에너지를 생산하고, 부산물로 만들어지는 이산화탄소(CO_2)와 물(H_2O)은 허파와 콩팥을 통해 몸 밖으로 배출하여 신진대사가 마무리된다.

세포 안에서 에너지의 생산이 이루어지는 곳은 미토콘드리아라고 하는 이름의 발전소인데, 미토콘드리아의 에너지 생산능력이 생명과 건강을 좌우한다. 에너지의 생산이 원활하지 않으면 건강이 유지될 수 없음은 물론이고, 중단되면 생명은 5분 안에 끝난다. 간세포나 심장세포, 뇌세포, 근육세포와 같이 활동을 많이 하는 세포일수록 에너지를 많이 생산해야 하므로 많은 미토콘드리아가 존재한다.

미토콘드리아 수가 많고 건강한 사람은 왕성하게 활동할 수 있으며, 쉽게 피로를 느끼지 않는다. 활동량이 줄어들면 에너지의 소비가 줄면서 생산 필요성도 감소하므로 미토콘드리아 수는 줄어든다. 나이가 들면 줄어들고, 운동을 하지 않아도 줄어들지만, 운동을 하면 다시 늘어난다. 노인들도 운동을 하면 그 수가 증가하여 에너지 생산 능력이 향상되므로 운동을 더 잘할 수 있게 된다. 운동을 꾸준히 해야 하는 이유가 바로 여기에 있다.

미토콘드리아를 사랑하라. 미토콘드리아를 신나게, 행복하게 하는 운동을 꾸준히 하라. 신체의 에너지 생산능력을 향상시켜 건강한 삶으로 보답할 것이다.

(아시아경제TV 2017.3.31)

87

운동을 어떻게 할 것인가?

어떤 운동을 어떻게 하느냐에 따라 몸에 주는 효과는 많이 다르다. 운동은 유산소운동과 무산소운동, 유연성운동의 세 가지로 구분할 수 있는데, 운동의 유형에 관계없이 근육에 저장되어 있는 글리코겐이 에너지 생산에 우선적으로 사용된다. 글리코겐은 포도당으로 분해되었다가 피루브산염$(CH_3COCOOH)$으로 전환되어 에너지 생산에 이용된다.

유산소운동은 사이클, 수영, 하이킹, 조깅과 같이 큰 근육을 사용하여 몸 전체를 움직이는 운동으로 산소를 이용하여 피루브산염을 태워서 에너지를 생산하기 때문에 유산소운동이라 부르며, 부산물로 물과 이산화탄소가 만들어진다. 근육에 있는 글리코겐이 줄어들면 글리코겐과 지방, 단백질을 에너지원으로 함께 사용되는데, 이 때 충분한 산소가 필요하다.

유산소운동은 미토콘드리아의 수를 증가시켜 심장을 효율적으로 기능하게 한다. 혈액과 적혈구가 증가하여 허파로부터 혈관과 근육으로 산소를 운반하는 능력과 심혈관의 지구력이 향상되며, 혈압을 낮추어 심혈관 문제로 인한 사망위험을 줄인다. 또한 호흡 관련 근육을 강화하여 허파로의 공기흐름을 원활하게 하고, 우울한 기분을 완화시켜 정신건강을 개선하며, 2형 당뇨병의 위험을 낮춘다. 뼈의 성장을 자극하여 골다공증의 위험을 줄이기도 한다.

무산소운동은 역도나 단거리 달리기, 팔굽혀펴기, 턱걸이, 아령, 웨이트트레이닝과 같이 짧은 시간에 많은 에너지를 필요로 하는 격렬한 운동이다. 이러한 강도 높은 운동은 산소의 수요가 심혈관이 공급할 수 있는 산소의 양을 초과하여 산소를 이용한 정상적인 대사로는 필요한 에너지를 충분히 공급할 수 없으므로 근육에 저장되어 있는 에너지를 신속하게 사용하게 된다.

이러한 무산소운동을 할 때 피루브산염은 완전 연소되지 못하고 발효되어 젖산염으로 전환되는데, 젖산염이 쌓이면 근육이 피로 감을 느끼므로 보통 2분이상 지속하기 어렵다. 혈액 속의 젖산염을 제거하지 못할 정도로 격렬한 운동이 지속되면 구역질이 나고 토하기도 한다. 유산소운동과 달리 탄수화물만을 에너지원으로 사용할 수 있어 비만을 줄이는 데는 도움이 되지 않는다.

꾸준한 무산소운동은 무산소 에너지를 발생시키는 능력과 젖산을 효율적으로 제거하는 능력을 향상시킨다. 근육을 증가시키고 근육의 힘을 강화하여 부상으로부터 관절을 보호하고, 에너지의 소비를 증가시킨다. 뼈의 힘과 밀도를 높여 골다공증을 예방해 준다. 근육에 글리코겐의 저장량을 증가시켜 격렬한 활동을 원활히 수행할 수 있게 해 준다.

유연성운동은 스트레칭처럼 근육을 늘려주는 운동으로 관절이나 근육을 유연하게 해 준다. 지구력이나 힘을 향상시키지는 못하지만, 유연성을 높여 다른 운동이나 일상 활동을 할 때 동작을 자유롭게 해 주며, 동작의 범위를 넓혀서 부상의 위험을 낮추어 준다. 좁은 공간에 오래 머무르게 될 때 불편함을 제거해 주기도 한다.

건강유지를 위해서는 유산소운동, 무산소운동, 유연성운동을 적절히 하는 것이 중요하다. 유산소운동은 하루 30분 이상, 가능하면 일주일에 다섯 번 이상, 일주일에 150분 이상 하는 것이 좋다고 한다. 시간이 부족하면 운동의 강도를 다소 높이는 것도 방법이다. 비만 치유를 위해서는 복부 지방을 소모하는 것이 중요하므로 유산소운동을 늘려야 한다. 나이가 들면 몸의 유연성이 떨어지므로 오십견이나 부상을 예방하기 위해 유연성운동을 늘려야 한다.

(아시아경제TV 2017.4.7)

88
물이 지켜주는 행복

사람들은 소중한 손님에게 귀하고 값비싼 음식을 대접하거나 먹을 때 흐뭇해 하지만, 정작 소중하고 필요한 물을 충분히 마시는 것은 소홀히 하는 사람들이 많다. 물은 예로부터 귀한 존재도 값비싼 존재도 아니었기 때문일 것이다. 이번에는 'NEW START'의 세 번째 글자 W가 뜻하는 water, '물'에 대해 이야기해 보자.

우리 몸에는 각종 조직이나 피, 뼈 등 곳곳에 물이 들어 있다. 흔히 체수분이라 부르는 물은 무게로나 부피로나 우리 몸에서 가장 많은 부분을 차지한다. 나이나 성별, 건강상태, 몸무게에 따라 차이가 있지만, 성인 남자 무게의 60%, 성인여자의 55%정도가 물이다. 신생아는 73%가 물이고, 나이가 들면서 낮아지는데, 비만인 사람은 45%까지 떨어지기도 한다.

체수분은 여러 형태로 체액 속에 들어 있다. 2/3정도는 세포 안에, 나머지 1/3정도는 혈장이나 세포 사이에 체액으로 존재한다. 뇌, 심장, 허파, 간, 창자, 콩팥, 혈액, 피부, 근육 등 대부분의 장기나 조직에는 대체로 수분이 70%이상 들어 있으며, 지방조직(10%)과 뼈(22%)처럼 적게 들어 있는 조직도 있다.

물은 육체의 유지에 중요한 역할을 한다. 영양소를 운반하는 용액이나 배설을 위한 매개물로 사용되기도 하고, 체온조절의 수단이나 관절의 윤활유 또는 충격의 흡수와 같은 여러 기능을 한다. 우리 몸의 거의 모든 세포가 적절히 기능하기 위해서는 물을 필요로 하는데, 우리 몸은 끊임없이 물을 잃는다. 땀과 오줌, 대변으로 나가며, 호흡할 때 빠져 나간다.

체수분이 줄어들면 물을 충분히 보충해 주어야 우리 몸은 정상적으로 유지할 수 있다. 물을 전혀 마시지 않으면 보통 3~4일 이상 살기 어려우며, 길어도 1주일을 넘기지 못한다. 그런 극단적인 경우는 아니더라도 체수분이 줄면 혈액이 줄어 혈압이 떨어지므로 심장은 산소를 충분히 공급하기 위해 더 열심히 일해야 하고, 다른 장기들도 마찬가지이기 때문에 피로를 느낀다.

또한 체수분 부족은 두통, 변비, 신장 결석, 숙취의 원인이 되며, 독성물질의 배출, 체온조절, 피부 건강에도 어려움을 준다. 보통 체수분의 2%가 줄어들면 체온조절이 어려워지며, 피로를 느끼고 운동하기가 어려워지는 등 육체적 활동에 불편을 느끼고, 기억이나 뇌활동도 감소된다. 몸무게의 10%이상 체수분이 감소하면 긴급상황에 빠지게 된다.

물이 부족하여 생기는 이러한 증상들은 물을 충분히 마시면 모두 해결되며, 예방도 할 수 있으므로 물은 우리의 건강도 행복도 지켜주는 고마운 존재다. 물을 얼마나 마셔야 하는지는 얼마나 활동적이며 땀을 많이 흘리는지에 따라 다르기 때문에 사람마다 다른데, 콩팥에서 어떤 일이 이루어지는지를 보면 어렵지 않게 짐작할 수 있다.

노폐물이 섞여 있는 피가 콩팥에 들어오면 콩팥에서는 노폐물을 걸러서 하루에 1.5~2리터의 오줌으로 내보내고, 깨끗해진 물은 혈관으로 보내 재활용하는데, 그 양이 하루에 150~180리터 정도 된다. 신장을 보호하면서 소변의 양을 감안하여 적어도 하루 2리터의 깨끗한 물은 마셔야 한다는 이야기다. 소변 색깔이 진한 사람은 양을 더 늘리는 것이 좋다.

또한 물이 소화를 방해하지 않도록 식사시간 30분 전부터 식사시간은 물론, 식사이후 두 시간이내에는 가급적 피하는 것이 좋다. 알콜은 소변을 증가시켜 오히려 물을 잃게 하는 점도 기억할 일이다.

(아시아경제TV 2017.4.14)

89

햇빛을 멀리 하지 말라

건강에 대한 관심이 높아진 덕분에 산을 찾는 사람이 많이 늘었음을 실감한다. 산에 가다보면 햇빛에 노출되지 않게 하려고 두 눈만 내놓고 얼굴을 깡그리 가린 사람들을 종종 만나게 된다. 등산이 건강에 좋다는 점에는 누구나 수긍하는 세상인데, 햇빛을 그토록 철저히 차단하여야 하는 걸까? 'NEW START'의 네 번째 글자 S가 뜻하는 sunlight, '햇빛'의 유익과 해악을 이야기해 보자.

햇빛이 없다면 어떤 생명체도 살 수 없다. 탄소동화작용을 하는 식물은 햇빛의 에너지를 받아 탄수화물도, 지방도, 단백질도 만들어 살아간다. 동물들은 식물의 에너지를 뺏어 먹고 살아가지만, 한편으로는 햇빛을 받아 필요한 물질을 만들기 때문에 햇빛이 없다면 건강하게 살 수가 없다. 햇빛을 대신하여 사람이 만든 인공적인 빛은 어느 것도 그 효과가 햇빛에 미치지 못한다.

햇빛이 우리 몸을 건강하도록 돕기도 하고, 건강을 해칠 수도 있는 것은 햇빛에 들어 있는 자외선 때문이다. 자외선이 우리 몸 안에 들어오면 콜레스테롤을 비타민 D로 전환시키기 때문에 우리는 반드시 햇빛을 받아야 한다. 자외선은 유리를 거의 통과하지 못하기 때문에 실내에서 쬐는 햇빛은 비타민 D의 합성에 별로 도움이 되지 않으며, 15분씩 일 주일에 두세 번 손이나 팔, 얼굴에 직접 쬐어야 한다.

자외선을 받아 합성되는 비타민 D는 몸 안에서 여러 가지 중요한 기능을 한다. 칼슘의 흡수를 도와서 뼈와 이를 튼튼하게 하며, 골다공증과 구루병, 충치를 예방하고, 뼈의 회복을 돕는다. 또한 비타민 D는 전립선암, 대장암, 췌장암, 유방암과 같은 각종 암의 위험을 줄여준다.

햇빛은 엔돌핀과 세로토닌, 멜라토닌 호르몬의 생산을 증가시켜 기분을 좋게 하고, 우울하지 않게 하며, 잠을 잘 자게 하고, 불면증이나 월경전 신드롬, 계절성 정서 장애에 효과가 있는 것으로 알려져 있다. 또한 건선, 습진, 황달, 여드름 등의 피부질환에도 효과가 있으며, 크론병, 류마티스성 관절염, 소아 당뇨병과 같은 자가면역성 질병과, 심장병, 고혈압, 비만의 예방, 관절염으로 인한 통증의 완화에도 효과가 있다.

햇빛은 수많은 세균을 죽이며, 감마 글로불린과 백혈구, 항체를 증가시켜 면역력을 높여주고, 감염에 대한 저항력을 강화시켜 감기에 잘 걸리지 않게 한다.

이처럼 유익한 효과에도 불구하고 햇빛에 지나치게 많이 노출되는 것은 좋지 않다. 햇빛에 들어 있는 자외선은 발암물질로 분류되며, 오래 노출되면 피부암 특히 악성 흑색종의 위험이 있는 것으로 알려져 있는데, 피부암을 제외한 다른 암들은 햇빛이 부족할 때 더 많이 발생하는 점을 기억해야 한다. 이 밖에도 햇빛에 타거나 피부 노화, 백내장, 시력감퇴 등의 부작용도 있다.

햇빛은 한편으로는 건강에 많은 도움을 주지만, 다른 한편으로는 우리 몸을 해칠 수도 있기 때문에 적당히 받는 것이 중요하다. 연구결과에 따르면, 넘쳐서 문제가 되는 사람보다는 부족해서 문제가 되는 사람이 훨씬 많다고 하니, 피하는 것은 현명하지 못하다.

다만, 15분 이상 햇빛에 직접 노출될 경우에는 햇빛이 강한 오전 열시부터 오후 네 시 사이는 가급적 피하고, 자외선을 막아줄 유리나 모자, 옷, 썬 크림을 활용하는 것이 좋다. 불면증이나 우울증, 피부질환 등의 증상이 있는 사람은 아침에 5분정도 햇빛을 직접 쬐는 것을 권한다.

(아시아경제TV 2017.4.22)

90
생명의 파수꾼, 절제

우리 인간에게 사랑과 생명을 빼 놓고는 많을수록 좋은 것은 없으며, 아무리 좋은 것도 넘치면 문제가 된다. 물은 대단히 중요하지만 무한정 마실 수 없으며, 햇빛도 건강에 유익하지만 장시간 노출되면 흑색종과 같은 무서운 암에 걸릴 수도 있다. 운동도, 일도, 잠자는 것도, 게임도 지나치면 건강을 해친다. 영양이 풍부하고 맛있는 음식도 필요이상 많이 먹으면 소화를 방해하고 많은 문제를 일으킨다. 절제가 필요한 이유다.

생명을 지켜주는 'NEW START'의 다섯 번째 글자 T는 영어의 temperance로 '절제'를 의미하는데, 절제는 보통 '중용과 자제' 두 가지 의미를 가지고 있다. 중용은 좋은 것을 지나치지 않고, 적당한 수준을 유지하는 것을 의미하는데, 보통 먹거나 마시는 것을 생각하지만, 여기에 국한되지 않으며, 다른 사람들과의 관계는 물론, 삶의 모든 영역을 포함한다. 자제는 해로운 것을 삼가는 것을 의미한다.

세계보건기구(WHO)가 지목하는 5대 사망위험 요인가운데 고혈압, 흡연, 고혈당, 비만의 네 가지가 절제하지 못할 때 나타나는 현상들이다. WHO를 비롯한 수많은 건강관련 기구들이 절제를 권장하고 있지만, 아직까지 잘 지켜지고 있는 사회나 나라를 찾기는 쉽지 않다. 의료계에서는 절제하지 못하여 발생하는 문제를 사후적으로 해결해 보려고 무척 애쓰고 있지만, 아직까지 그 성과는 자랑할 만한 것이 별로 없다.

많은 사람들이 중용을 잘 지키지 못하는 것으로는 첫째로 과식을 들 수 있다. 과식은 몸에서 필요로 하는 에너지를 초과하여 지나치게 많이 먹는 것을 의미하는데, 비만으로 이어지는 경우가 많다. 비만은 고혈압, 고콜레스테롤, 2형 당뇨병, 심장질환, 뇌졸중 등 수많은 질병의 원인이 되며, 정신적·정서적으로 많은 스트레스를 주기 때문에 자신감의 결여나 우울증, 근심걱정과 같이 정신건강에도 악영향을 준다.

운동은 부족한 사람이 훨씬 많지만, 너무 많이 하는 사람도 있고, 가끔은 운동 중독증에 걸린 사람도 있다. 운동을 너무 많이 하면, 부상이나 탈진, 우울증으로 연결될 수도 있으며, 부신에서 코르티졸 호르몬의 분비를 일시적으로 증가시켜 면역체계를 억압하고 뼈의 형성을 감소시키는 부작용을 가져오기도 한다. 보통 하루 30분 정도면 부족하지 않은 것으로 알려져 있다.

운동이 지나치면 근육은 붓거나 통증, 불편함, 피로의 신호를 보내는데, 이때 운동을 중단하는 현명함이 필요하다. 지나친 운동으로 피로해진 조직은 휴식을 통해 회복할 수 있도록 기회를 주어야 한다. 운동을 많이 하는 사람은 1주일에 하루이틀 정도 휴식이 필요하며, 특히 체력이 완전히 소진되었을 때는 충분히 회복될 수 있도록 몇 주간의 좀 더 긴 휴식이 필요할 수도 있다.

절제의 두 번째 영역은 몸에 해로운 것을 아예 삼가거나 최소한으로 줄이는 것이다. 사람들이 즐기는 것 가운데는 흡연이나 알콜, 금지 약물과 같이 건강을 해치는 것들이 많은데, 해로운 줄 알면서도 중독성 때문에 끊지 못하는 경우가 많으며, 음식 중에도 설탕이나 포화지방과 트랜스지방, 소금의 경우처럼 섭취하는 양을 제한하여야 하는 경우도 있다.

절제는 음식이나 운동뿐 아니라 컴퓨터 게임이나 오락과 같은 쾌락은 물론, 정신적·도덕적 영역을 포함한 삶의 모든 국면에 필요하다. 당신은 적절히 절제하고 있는가? 절제가 생명과 건강을 지켜 줄 것이다.

(아시아경제TV 2017.4.28)

91

산소에게 물어보라

　당신의 몸에서 산소는 잘 순환되는가? 아니라면 건강에 적신호가 켜져 있음을 기억하시라. 길을 뚫어 주지 않으면 질병이 찾아오는 것은 시간문제다. 산소는 생명체에게 가장 중요한 영양소다. 음식은 안 먹어도 몇 주를 살 수 있고, 물 없이도 며칠은 살 수 있지만, 산소가 없으면 5분 이상 살기 어렵다. 'NEW START'의 여섯 번째 글자 A는 영어의 'air'로 '공기'를 의미하는데, 공기에는 산소가 들어 있다.

　산소는 생명체의 에너지 순환과 생존의 한 축을 담당한다. 식물이나 식물성 플랑크톤은 물과 이산화탄소를 원료로 하여 태양에너지를 받아 탄수화물을 만들어 살아가며 부산물로 생긴 산소를 내 보낸다. 동물은 세포 안에 있는 미토콘드리아라는 발전소에서 산소를 이용하여 식물이나 다른 동물로부터 얻은 탄수화물을 태워 만들어지는 에너지를 이용하여 살아간다.

　산소가 충분히 공급되면 세포는 산소를 활용하여 정상적인 방법으로 에너지를 생산하지만, 산소가 부족하면 부득이하게 '발효'라는 비정상적인 방법으로 에너지를 생산한다. 발효가 가져오는 무산소 환경은 세포의 신진대사를 혼란시키고, 세포의 건강을 해치는 화합물을 만들어 내는데, 이러한 반생명적인 환경이 지속되면 세포들의 건강이 악화되고 약해지며, 면역력이 떨어진다.

면역세포에서 중요한 역할을 하는 산소가 결핍되면 면역력이 떨어져 암이나 백혈병, 후천성면역결핍증(AIDS)과 같은 질병에 걸린다. 특히 암세포는 정상세포와 달리 대부분의 에너지를 발효에 의해 얻기 때문에 산소의 결핍은 암세포의 성장에 유리한 환경을 제공한다. 최근 150년간 암환자가 급증한 이면에는 산소의 부족이 결정적인 기여를 했을 것이라는 추정이 가능하다.

세포에 산소를 충분히 공급하기 위해서는 첫째로 산소가 풍부한 환경에서 사는 것이 중요하다. 대기의 평균 산소농도는 20.9%인데, 지역별 편차가 크다. 지하철은 19.5%, 시내지역은 20.5%, 숲속은 21.0~21.5%, 전 세계 산소의 20%를 공급하는 아마존 숲은 23%로 알려지고 있는데, 지하철을 타면 피곤하고 졸리지만, 숲 속에 가면 상쾌해짐을 쉽게 체험할 수 있다.

공기의 밀도가 낮은 높은 산에 올라가거나 산소농도가 19.5%이하인 낮은 곳에서는 몸의 기능이 떨어지며, 10%아래로 내려가면 생존이 어려워진다. 도시에서도 숲이 가까운 곳이 좋고, 집 안에 광합성작용이 왕성한 화분을 키우는 것도 좋은 방법이다. 집안의 공기는 호흡으로 산소농도가 낮아지기 때문에 수시로 환기할 필요가 있다.

둘째로 깊이 호흡하는 복식호흡을 생활화하여야 한다. 사람들은 어려서는 자연스럽게 복식호흡을 하지만, 나이 들면 옅은 호흡을 하는 경향이 있다. 허파의 상부에는 혈관이 많지 않고, 대부분의 혈관은 하부에 집중되어 있어서 숨을 깊이 들이마시지 않으면, 산소를 충분히 흡수하지 못한다.

셋째로 산소의 공급을 방해하는 몸 안의 환경을 개선하여야 한다. 산소의 보급로인 혈관을 최상의 상태로 유지하고, 산소를 낭비하는 산소 도둑들을 최소한으로 줄여야 한다. 붉은 고기나 설탕, 커피와 같은 산성 음식은 수소이온$^{(H+)}$농도를 높여 산소를 소모시킨다. 식음료에 들어 있는 오염물질이나 독성 방부제, 공기 오염, 약물복용도 독성제거에 산소를 소모시키고, 스트레스도 아드레날린 호르몬을 분비하기 위해 산소를 소모시키기 때문에 세포가 사용할 수 있는 산소의 양을 줄어들게 한다.

(아시아경제TV 2017.5.5)

92

반갑지 않은 손님, 공기오염

끊임없이 산소를 먹고 사는 60조개의 세포들에게 질 좋은 산소를 충분히 공급해 주는 일보다 더 중요한 일은 없다. 산소는 몸 안에 비축할 수 없기 때문에 우리는 살아있는 동안 잠시도 쉬지 않고 숨을 쉰다. 그런데, 산소는 공짜가 아니다. 공기가 허파에 들어올 때 산소를 따라 들어오는 공기오염물질이 너무나 많다. 이 반갑지 않은 손님들을 어떻게 극복해야 할까?

1990년 이전에는 봄철에 황사가 가끔 찾아와서 뉴스가 되곤 했지만, 한 해 10일 이상 발생하는 경우가 별로 없었고, 황사에는 토양성분이 주로 들어 있어 호흡기 질환의 정도도 미세먼지보다 덜 심각하였다.

1990년대 이후에는 황사의 발생일수가 10일을 넘는 해가 잦아졌고, 미세먼지가 자주 나타나면서 공기오염이 훨씬 심각해졌다. 공기오염물질에는 미세먼지와 오존(O_3), 이산화질소(NO_2), 아황산가스(SO_2), 일산화탄소(CO)가 있는데, 세계보건기구(WHO)는 1987년부터 이러한 오염물질에 대한 기준을 가이드라인으로 정하여 제시하고 있고, 우리나라도 이와 유사한 환경기준을 정하여 운용하고 있다.

미세먼지는 오존, 질소산화물, 아황산가스, 일산화탄소와 같은 수많은 대기오염물질을 포함하는 지름 $10\mu m$ (마이크로미터, $1\mu m$는 1m의 100만분의 1)이하의 작은 입자로 보통 PM10으로 표시하며, 특히 지름이 $2.5\mu m$이하인 경우에는 초미세먼지라 부르며 PM2.5로 표시한다. 발전소, 보일러, 난로, 자동차 등에서 연료를 태우거나 생선이나 고기를 구을 때 많이 발생하며, 멀리 중국에서 날아오기도 한다.

칼슘이나 철분, 알루미늄, 마그네슘과 같은 토양성분이 들어 있는 황사와 달리 미세먼지에는 황산염, 질산염, 암모니아, 금속화합물 등의 유해물질이 많이 들어 있어 황사보다 훨씬 더 해롭다. 장기간 지속적으로 흡입하면 기관지염이나 천식 등 각종 질환을 일으켜 조기사망을 증가시킨다. 오존, 이산화질소, 아황산가스, 일산화탄소 등의 오염물질은 허파의 기능을 떨어뜨리고, 천식이나 각종 호흡기 질환을 일으킨다.

공기오염은 한 때는 산업국가의 도시문제였지만, 오늘날에는 수많은 나라가 겪고 있는 세계적인 현상이다. 전 인류의 1/5이 WHO의 공기 질 기준에 미달하는 환경에서 살고 있으며, 2012년 전 세계 사망자의 1/8인 7백만명이 공기오염으로 사망한 것으로 WHO는 추정한다.[1] 대기오염은 흡연, 영양실조나 비만, 음주, 약물 남용

---

1) 세계보건기구(World Health Organization), Health topics, Air pollution

으로 인한 사망자보다 많을 정도로 가장 큰 환경 위험요인이다.

  지역별로는 중국과 인도처럼 급성장하는 나라들의 사망자가 대부분을 차지하고 있는데, 오염원으로는 발전소와 공장, 자동차 매연, 그리고 석탄과 나무의 연료사용이 많았다. 2013년 석탄 연소 배출가스가 많은 중국에서의 사망자가 160만, 요리와 난방에 사용하는 나무의 연소와 농작물 잔류물이 많은 인도에서의 사망자가 130만명이었다.[2]

  오늘날 대기오염은 날로 악화되고 있지만, 개인적으로 해결하기에는 한계가 있다. 국가가 주도하여 일관성 있는 정책을 추진하되, 국가간은 물론, 국제기구를 통한 다자간 협력도 필요하다. 개인은 국가가 추진하는 정책에 적극 협조하는 자세가 필요하며, 단기적으로 오염이 심할 때는 오염된 공기가 집안에 들어오는 것을 막고, 바깥활동을 자제하며, 외출 시에는 미세먼지 방지 마스크를 사용하는 등 대기오염에 현명하게 대처하는 노력이 필요하다.

(아시아경제TV 2017.5.12)

---

2) 세계보건기구(World Health Organization), Health topics, Air pollution

93

등잔 밑의 살인자, 실내오염

미세먼지가 많아지면서 미세먼지 예보나 실시간 정보에 따라 외출을 자제하거나 마스크를 착용하는 사람들을 쉽게 볼 수 있는 세상이 되었다. 공기오염이 흡연이나 영양실조, 비만, 음주, 약물 남용보다 더 큰 환경 위험요인이라는 사실을 감안할 때 현명한 일이다. 그런데, 실내 공기오염이 대체로 실외보다 더 심각하기 때문에 외출자제만으로는 부족하다는 사실을 아는 사람들은 많지 않다.

공기오염은 실내오염과 실외오염으로 구분할 수 있는데, 세계보건기구(WHO)에 따르면 실내오염으로 인한 사망자가 연간 430만 명으로 실외오염 사망자 370만 명보다 더 많다. 실내오염 사망자의 60%는 허혈성 심장질환과 뇌졸중과 같은 혈관질환으로, 나머지는 만성 폐쇄성 폐질환과 어린이들의 급성 하기도감염(34%), 폐암(6%)과 같은 호흡기 질환으로 사망하였으며, 실외오염 사망자는 80%가 혈관질환으로 사망하였다.[1]

---

1) 세계보건기구(World Health Organization), Health topics, Air pollution

집이나 건물은 환기장치가 잘 되어 있지 않을 경우 일산화탄소, 이산화질소, 아황산가스, 미세먼지, 라돈, 휘발성 유기화합물과 같은 오염물질에 매우 취약하다. 수많은 조사결과들도 실내오염이 실외오염보다 훨씬 심각하다는 사실을 보여주고 있으며, WHO와 국제암연구소(IARC)에 따르면 암의 80%는 유전적인 요인보다는 생활용품에서 발견되는 발암물질을 포함한 환경적인 요인들에 기인한다고 한다.

실내오염이 우리의 건강에 심각한 영향을 주는 이유는 대부분의 사람들이 실내에서 보내는 시간이 훨씬 길기 때문이다. 선진국에서는 평균 90%를 실내에서 보낸다는데, 우리나라도 차이가 크지 않을 것이다. 특히 대부분의 시간을 주로 집에서 보내는 주부들이나 어린이들의 건강은 실내 공기의 질의 영향을 더 크게 받을 것이다.

실내오염 물질은 대부분 실내에서 발생한다. 담배연기에 들어있는 일산화탄소, 초미세먼지, 휘발성 유기화합물 같은 수많은 유해물질은 비흡연자에게까지 심각한 해를 끼치며, 석탄과 가스, 석유 등의 화석연료와 목재를 태워 난방이나 취사로 이용할 때 많이 나오는 일산화탄소, 이산화질소, 아황산가스, 미세먼지 등과 고기나 생선을 구울 때 나오는 미세먼지도 실내공기를 오염시킨다.

벽지나 페인트, 가구, 세탁물과 같은 생활용품으로부터 나오는 벤젠, 톨루엔, 포름알데히드와 같은 휘발성 유기화합물은 현기증이나 구토, 호흡기질환, 암을 일으키며, 토양가스나 물을 통해 들어오는 라돈 가스는 폐암의 원인이 된다. 또한 가습기나, 냉방장치, 냉장고, 애완동물, 음식물쓰레기 등에서 번식하는 세균과 곰팡이는 전염성 질환, 알레르기 질환, 기관지 질환과 폐암을 일으킨다.

실내오염의 위험으로부터 벗어나려면 무엇보다도 오염원을 제거하거나 최소화하는 것이 중요하다. 금연이 어려워도 가족이나 동료의 건강을 위해 집이나 사무실에서는 반드시 금연하여야 한다. 건물에는 가능하면 친환경 자재를 사용하고, 가구를 구입할 때도 친환경 제품을 구입하며, 고기나 생선구이 요리는 줄이고, 방향제는 사용하지 않는 것이 좋다.

실내 오염원을 줄이는 노력과 함께 다른 한편으로는 수시로 환기하는 것도 중요하다. 환풍기나 공기청정기의 필터는 수시로 청소하고 교환하여 성능을 유지하여야 한다. 난방이나 요리할 때는 환풍기나 팬 후드를 반드시 작동시키고, 실내에 공기정화 기능이 강한 나무를 기르는 것도 도움이 된다. 자동차의 실내 오염물질도 같은 방법으로 줄여야 한다.

(아시아경제TV 2017.5.19)

94

휴식만이 줄 수 있는 것들

우리 몸의 세포는 신진대사 활동이나 자외선과 같은 환경적인 요소들에 의해 하루 동안 60억개의 DNA 가운데 1만 내지 1백만 개가 손상을 입게 되는데, 손상된 DNA 분자는 인식과 교정이라는 절차를 거쳐 정상적인 상태로 복구(수리)된다고 한다. 2015년 세 명의 과학자들은 이러한 DNA 복구 과정의 분자 체계를 연구한 공로로 노벨 화학상을 받았다.[1)]

손상된 DNA가 원래의 모습으로 복구되지 못하면 손상된 내용과 정도에 따라 각종 질병에 걸리게 되는데, 우리는 어떤 DNA들이 손상되었는지 전혀 모르고, 더구나 손상된 DNA를 수리할 수는 없다. 고맙게도 세포안의 수많은 단백질이 유전자를 모니터링하여 손상된 DNA를 찾아서 끊임없이 복구하기 때문에 DNA는 원래의 구조를 그대로 유지할 수 있는 것이다. 우리는 그저 이런 시스템이 존재한다는 사실에 감사하면서 살아가면 된다.

---

1) Wikipedia, DNA repair

안타까운 일은 우리가 손상된 DNA의 인지와 복구를 못한다는 사실이 아니고, 우리의 잘못된 생활이 오히려 DNA를 손상시키는 직접적인 요인이 되며 복구를 방해한다는 사실이다. DNA를 손상시키는 활성산소가 많이 만들어지게 하는 생활습관을 버리지 못하고, 자외선이나 방사성물질, 독성물질, 화학물질에 노출되는 생활을 지속하며, DNA의 복구를 방해하는 생활을 계속한다면 우리는 더 많은 질병으로 고생할 수밖에 없다.

이처럼 우리 몸에 있는 세포들의 DNA 손상을 줄이고, 손상된 DNA의 복구를 도와 우리의 건강을 지켜주는 고마운 존재로 휴식이 있다. 휴식이 건강에 큰 도움이 된다는 사실은 누구나 경험적으로 잘 안다. 휴식은 우리의 잘못된 생활습관이 DNA를 손상시키는 것을 최소화하고, 손상된 DNA를 잘 복구할 수 있는 환경을 조성해 주는데, 생명스위치를 켜는 활동인 'NEW START'의 일곱 번째 글자 R은 영어 "rest"의 첫 글자로 이 휴식을 의미한다.

휴식은 뼈와 근육과 같은 각종 조직을 회복하게 하고, 성장하게 한다. 스트레스 호르몬인 코르티졸의 분비를 줄여 건강을 개선시킨다. 잠을 잘 잘 수 있게 도와주고, 뇌의 기능을 향상시킨다. 이처럼 휴식이 건강에 주는 혜택은 수없이 많으며, 적당한 휴식은 모든 일의 능률과 삶의 질을 향상시키는 데도 크게 기여하기 때문에 어느 나라에서나 휴식을 법적·제도적으로 보장하는 것은 너무나 당연하다.

우리 국민들에게 휴식은 충분할까? 아직까지는 많이 부족한 것이 현실이다. 우리나라 근로자들의 평균 근로시간은 2015년 2,113시간으로 OECD 국가 평균 1,766시간보다 20%가 많으며, 멕시코 다음으로 많았다. 일하는 시간이 너무 많기 때문에 휴식이 부족하다는 이야기다.[2]

거기다가 저녁에는 음주를 겸한 저녁식사를 하는 경우가 많아서 집에 늦게 들어가기 일쑤다. 출퇴근 시간이 비교적 길어 아침에는 일찍 집에서 나와야 하니 잠자는 시간도 부족하고, 늦게 잠자리에 드는 것도 문제다. 건강을 지키기 위해서뿐만 아니라 삶의 질 차원에서도 우리의 휴식에는 양적으로나 질적으로 문제가 많다.

건강을 정의할 때 육체적인 측면뿐만 아니라 정신적, 사회적, 영적 측면을 함께 고려하듯이 휴식에 있어서도 육체적인 휴식은 물론, 정신적 휴식과 사회적 휴식, 영적 휴식도 함께 추구하는 것이 바람직하며 효과적이다. 바람직한 휴식의 방법에 대해서는 좀 더 설명이 필요할 것 같다.

(아시아경제TV 2017.5.26)

---

2) OECD, OECD.stat, Hours worked

95

잠은 왜 중요한가

세상에는 건강하게 천수를 누리는 사람도 있지만, 갖은 질병에 시달리다가 일찍 세상을 떠나는 사람도 있는데, 대부분의 사람들은 그 중간에 속하는 삶을 산다. 사람들은 건강하게 살기를 원하지만, 많은 이들이 그 뜻을 이루지 못하는 이유가 우연이나 운 때문이 아니라 대체로 잘못된 생활습관 때문이라는 사실을 수많은 연구들은 꾸준히 밝혀주고 있다.

사람들은 나쁜 생활습관으로 일상생활을 하기 때문에 날마다 많은 세포를 손상시키는데 그 사실조차 모른다. 만약 손상된 세포를 방치하거나 각자의 노력으로 복구해야 한다면 사람들의 건강상태는 지금보다 훨씬 더 나쁠 것이며, 원래의 상태로 복구하는 것은 불가능할지도 모른다. 우리 몸에는 잠을 자면서 편히 쉬는 동안 우리도 모르는 사이에 복구하는 시스템이 마련되어 있으니 얼마나 다행스러우며 감사할 일인지 모르겠다.

우리 뇌의 중앙에 위치한 내분비 샘에서는 밤 아홉시 무렵부터 잠을 조절하는 멜라토닌이라는 호르몬을 분비하여 잠을 자게 만든다. 이 잠자는 시간이야말로 망가진 세포의 복구와 회복, 해독, 성장이 이루어지는 소중한 시간이 된다. 손상을 입은 조직의 복구와 근육의 성장, 단백질의 합성은 거의 자는 동안에 일어난다.

멜라토닌은 잠을 조절하는 기능 이외에도 세포의 대사과정에서 발생하는 활성산소를 제거하는 항산화제의 기능도 하며, 바이러스나 박테리아 같은 세균과 암세포의 치유에도 도움을 주는 면역 기능도 한다. 손상된 조직의 복구 작업이 마무리되는 아침이 되면 멜라토닌 호르몬의 분비를 중단하여 잠에서 깨어나게 한다.

멜라토닌은 이처럼 건강을 향상시키는 기능을 하기 때문에 의학적인 치료목적으로도 많이 이용되고 있는데, 멜라토닌이 잘 분비되지 않아 잠을 잘 못자는 불면증 환자에게 약으로 먹게 할 경우 효과는 크지 않다. 잠드는 시간을 불과 6분 정도 앞당기는 약간의 효과가 있을 뿐이며, 그나마 어떤 사람들은 두통이나 현기증, 메스꺼움, 졸림 같은 부작용이 나타나기도 한다.[1]

우리는 삶의 1/3을 잠자는데 사용할 만큼 잠은 우리의 휴식은 물론, 생애 가운데 가장 많은 부분을 차지한다. 잠은 좋은 건강을 보장해 주지는 않지만, 좋은 영양소와 운동처럼 좋은 건강과 안녕에 결정적인 역할을 하기 때문에 적절한 시간에 양질의 잠을 충분히

---

1) Tanya Basu, The Cut Apr. 5, 2016, Cool, this sleeping pill helps you fall asleep a whole 6 minutes faster

자는 것은 몸과 마음을 건강하게 하고, 삶의 질과 생산성을 향상시키며, 도로나 작업장에서 안전을 보호해 준다.

잠이 부족하면 각종 조직과 장기가 정상적으로 기능하지 못하여 수많은 문제가 생긴다. 뇌의 휴식이 부족하여 뇌의 기능이 떨어지고, 각종 호르몬이 정상적으로 분비되지 못하며, 면역력이 떨어져 감기와 같은 감염성 질병이나 암에 걸리기 쉽다. 뼈 속 골수조직에서 피를 제대로 만들어내지 못하며, 그 밖에도 심장이나 간, 피부의 건강을 해치고, 성욕도 저하된다.

잠의 부족이 장기화되면, 심장질환과 고혈압과 같은 혈관질환이나 비만, 당뇨병, 감염성질환 등 각종 질병에 걸릴 위험이 높아져 건강관련 비용이 증가하고, 생산성이 떨어지며, 수명이 단축된다. 하루 수면시간이 다섯 시간 미만인 사람들은 사망 위험이 15% 증가한다는 연구결과도 있다.[2]

세상에는 잠을 줄여가면서까지 내 건강을 해치는 대가로 얻을 만한 가치 있는 일이 그리 많지 않음을 명심하자. 건강이 나빠지는 것을 느끼기 전에 미리 실천할 수 있다면 얼마나 다행스러운 일인가!

(아시아경제TV 2017.6.2)

---

2) 미국 Harvard Medical School, Division of Sleep, What's in it for you, Sleep and health

96
몸의 휴식, 생체시계에 맞추라

　지구상의 생명체들에게는 일정한 시간에 맞추어진 생리적인 흐름이 나타나는데, 이것이 생체리듬 또는 생체시계다. 생체리듬은 사람은 물론, 식물과 동물, 곰팡이, 박테리아에서도 발견되며, 생체리듬의 주기에는 하루, 조수(潮水), 주, 월, 계절, 년 등 여러 가지가 있는데, 가장 뚜렷하며 건강에 큰 영향을 미치는 것이 24시간 주기다.

　뇌의 중앙부분 시상하부 안의 SCN[1]이라는 곳에 있는 24시간 생체시계는 잠과 식사의 형태, 체온, 뇌파의 활동, 호르몬 생산, 포도당과 인슐린의 수준, 오줌의 생산, 세포의 재생, 기타 생리적인 활동을 조절하는 것으로 알려져 있다. 생체시계에 장애가 생기거나 우리의 생활이 생체리듬을 거스르면 이러한 생리적인 조절에 문제가 생긴다.

　24시간 생체시계의 영향을 많이 받는 호르몬에 멜라토닌과 코르

---

1) Suprachiasmatic Nucleus(SCN, 시교차 상핵(視交叉 上核))

티졸이 있다. 잠을 잘 수 있게 하는 멜라토닌은 뇌의 중앙에 있는 내분비 샘에서 밤 아홉 시 무렵부터 아침까지 만들어지며, 새벽 두 시쯤 최대가 된다. 또한, 체온을 낮추어 새벽 다섯 시 전후에 최저가 된다. 부신에서 만들어지는 코르티졸은 혈당을 만들고, 스트레스와 염증을 줄여주는 기능을 한다.

24시간 생체시계의 영향을 받는 멜라토닌이나 코르티졸 호르몬과 달리 성장호르몬과 테스토스테론은 실제로 잠을 잘 때 분비되고, 갑상선자극 호르몬은 오히려 분비가 억제된다. 깊은 잠을 잘 때 분비되는 성장호르몬은 세포의 복구와 회복의 과정에 필수적인 역할을 하고, 테스토스테론은 남성 호르몬이며 뼈와 근육을 튼튼하게 하는 기능도 한다.

생체시계는 24시간보다 약간 긴 평균 24.2시간이며, 25%의 사람들은 24시간보다 약간 짧고, 75%의 사람들은 24시간보다 약간 긴 것으로 알려지고 있다. 생체시계는 차이트게버라고 부르는 외부 인자를 이용하여 매일 시계의 정확성을 체크하는데, 주로 빛의 명암 주기가 이용된다. 눈으로 들어 온 빛이 망막 안에 있는 신경절을 자극하면 이 자극이 생체시계에 전해진다.

우리 몸에는 간이나 심장, 췌장, 신장, 허파, 창자, 피부, 림프샘과 같이 여기저기에 2차적인 생체시계가 있는데, 이러한 생체시계들은 명암주기가 아닌 식사시간이나 주변 온도 등에 반응하며, 한편으로는 SCN에 있는 중앙 생체시계의 영향도 받는다. 우리 몸의

유전자는 8~15% 정도가 24시간 주기를 가지고 있는 것으로 추정된다.[2]

24시간 생체시계를 깊이 들여다보면 마치 의사가 마취시켜 놓고 수술하는 것처럼 멜라토닌을 분비하여 적절한 시간에 잠을 자게 하고, 그 시간을 활용하여 복구와 회복을 하는 정교한 설계를 깨달을 수 있으며, 생체시계에 맞춘 몸의 휴식이 바람직함을 쉽게 짐작할 수 있다.

동물실험 결과들은 이러한 사실을 입증해 준다. 생체시계 유전자가 돌연변이되었거나 제거된 쥐들은 대사의 적절한 타이밍을 맞추지 못하므로 비정상적으로 많이 먹어 비만이 나타나고, 포도당과 지방의 대사균형에 문제가 생겨 당뇨증상을 보였다.[3]

생체시계가 제대로 발달되지 않아 불규칙적으로 잠자는 신생아를 돌보는 엄마들이나 시차가 큰 지역을 자주 다니는 항공기 승무원들이 건강을 지키기가 어려운 것도 같은 이유다.[4] 야간 근무자는 유방암 위험이 50%, 항공기 승무원은 70% 높다는 연구결과도 있다.[5]

2) Howsleepworks.com, Circadian rhythms

3) Deanna Marie Arble and others, National Center for Biotechnology Information, U.S. National Library of Medicine, Circadian Disruption and Metabolic Disease: Findings from animal models

4) Wikipedia, Circadian rhythm

5) Lin Fritschi, Medscape.com 2009, Shift work and cancer

잠과 같은 휴식은 물론, 식사를 비롯한 우리의 활동도 생체시계에 맞추는 것이 중요하다. 몸이 자주 피곤하거나 아프다면, 몸의 휴식이 부족한 것은 아닌지, 생체시계에 역행하여 살아가거나 너무 늦게 자는 것은 아닌지 되돌아보아야 한다.

(아시아경제TV 2017.6.9)

97
금식이 주는 값진 선물

동물들은 아프거나 사고를 당하면 본능적으로 어떤 음식도 먹지 않는데, 사람은 다르다. 아플 때 음식을 먹는 유일한 존재가 사람이다. 질병에 걸리면 자연스러운 몸의 반응으로 식욕이 떨어지는데, 동물은 몸의 반응에 순응하여 금식하지만, 사람들은 평소보다더 좋은 음식을 먹어야 한다고 생각하여 몸의 반응을 거부하는 점이 다르다.

연구결과들은 질병에 걸렸을 때 금식하는 것이 회복에 더 좋다고 한다. 음식을 소화시키기 위해 많은 에너지를 소모하면 독소를 제거하고 망가진 세포를 복구하여 질병을 자연치유할 수 있는 여력이 별로 없기 때문이다. 히포크라테스는 '아플 때 식사하는 것은 병을 먹여 살리는 것'이라며 금식의 필요성을 역설하였다.

금식의 효과는 비단 질병을 빨리 회복시켜 주는 데 그치지 않는다. 금식은 비만, 당뇨, 각종 호르몬 이상과 같은 건강장애의 요인이 되는 만성 염증을 줄여준다. 3일 동안 또는 그 이상의 금식은 면역기능을 향상시키고, 장기간 금식은 노화와 암세포의 성장과 관련 있는 효소를 감소시키며, 매일의 간헐적 금식은 성장호르몬의 분비를 촉진시켜 노화를 늦춰준다.

이밖에도 비만을 줄여주고, 뇌의 기능과 인지능력, 호르몬의 균형, 소화능력을 향상시키며, 질병 위험을 감소시키고, 독소제거와 생명연장의 효과도 확인되었다. 식사를 멈추는 것이 어떻게 이런 효과를 가져 올 수 있을까?

우리가 어떤 질병에 걸리거나 문제가 생길 때 나타나는 코막힘, 콧물, 구토, 설사, 발열, 부기, 통증과 같은 증상들의 원인과 성질에 대한 이해가 필요하다. 사람들은 이러한 증상 자체가 문제라고 생각하기 쉽고, 현대의학은 이러한 증상들을 제거하거나 완화시키기 위해 끊임없는 노력을 해왔다.

독감에 걸린 사람이 어떤 약을 먹은 덕분에 기침이 멈추고 고열이 떨어지면 독감이 나을까? 독감 바이러스가 몸 안에서 활동하는 한 독감은 나은 것이 아니다. 어떤 질병에 걸렸을 때 겪는 증상들은 대체로 질병을 일으킨 세균이나 질병자체가 만든 것이 아니고, 이러한 문제를 해결하고, 정상상태를 회복하여 질병을 치유하기 위한 몸의 의도적인 반응임을 알아야 한다.

질병으로부터 벗어나기 위해 우리 몸이 의도적으로 만든 이러한 증상들이 불편하다고 하여 이러한 증상들의 원인을 제거하지 못한 상태에서 증상을 없애는 약을 먹으면, 불편함은 어느 정도 줄어들 수 있겠지만, 그 대가로 다른 부작용이 생길 가능성이 많다. 독감이 더 오래갈 수도 있고, 세포 안에 독성물질이 더 많이 쌓일 수도 있다.

음식이나 물, 환경 등 외부로부터 들어오는 수많은 독성물질과 몸 안에서 만들어지는 노폐물 같은 독성물질은 바로바로 외부로 배출되지 않으면 우선적으로 지방에 쌓이는데, 시간이 지나면 만성질환으로 발전한다. 이럴 때 세포 안의 노폐물과 지방에 저장되어 있는 독성물질을 가장 효과적이며 효율적으로 청소할 수 있는 방법이 금식이다.

우리 몸은 에너지를 사용할 때 음식으로 섭취한 영양소를 제일 먼저 사용하고, 다음으로 간에 저장된 글리코겐, 근육 속 단백질, 지방조직의 순서로 사용한다. 지방에 저장된 독성물질을 제거하기 위해서는 적어도 3일정도의 금식이 필요한 이유가 여기에 있다.

금식에는 매일 16시간 금식, 격일 금식, 주 2일 금식, 3일 이상 금식 등 여러 방법이 있는데, 장기간의 금식은 각자의 건강상태를 고려하여 효과를 극대화시킬 수 있도록 전문가의 조언을 들을 필요가 있다.

(아시아경제TV 2017.6.16)

98

스트레스가 나를 죽인다

  2015년 우리나라의 기대수명은 남자 79.0세, 여자 85.2세로 OECD 회원국의 기대수명 평균보다 남자는 1.1년, 여자는 1.9년 길다. 가장 긴 나라와 비교해도 남자는 아이슬란드(81.3세)와 2.3년, 여자는 일본(86.8세)과 1.6년 밖에 차이가 나지 않을 정도로 길다.[1] 이렇게 수명이 길어져서 육체적, 정신적, 사회적, 영적으로 훨씬 건강해지고, 행복해졌다고 말할 수 있을까?

  우리의 정신적 건강수준을 가늠할 수 있는 몇 가지 지표를 살펴보자. 2015년 우리나라의 자살률은 인구 10만 명당 25.8명으로 OECD 평균 12.0명의 두 배가 넘으며, 우리 다음으로 높은 일본 18.7명보다도 훨씬 높다.[2] 평소 '자신의 건강이 좋다고 생각하는 사람의 비율'인 주관적 건강상태가 대부분의 OECD 국가들은 60%를 넘는데, 우리나라는 40%에도 미치지 못한다.[3]

---

1) 통계청, 2015년 생명표(2016.12.2. 보도자료), p.5,12

2) 통계청, 2015년 사망원인 통계, p.19

3) 통계청, 통계로 본 대한민국 광복 70년 한국사회의 변화(2015.8.10.보도자료), p.25-26

UN이 발표한 2016년 행복보고서에 따르면 조사대상 155개국 가운데 우리나라는 56위에 머무르고 있다.[4] 건강보험심사평가원 자료에 따르면 최근 4년 동안 치매치료를 받은 사람은 56%, 우울증 치료를 받은 사람은 20% 증가하였다.[5] 우리의 정신적 건강이 그다지 높은 수준이 아니며, 개선되고 있지도 않고, 그 이면에는 심한 스트레스가 자리하고 있음을 부정하기 어렵다.

우리의 안녕과 행복을 위협하거나 도전하는 것들, 곧 스트레스를 일으키는 것들을 스트레스 요인이라 할 수 있는데, 이러한 스트레스 요인들로부터 우리 몸을 보호하기 위하여 나타나는 자연스런 몸의 반응이 스트레스다. 스트레스 요인이 자동적으로 스트레스가 되는 것은 아니라는 뜻이다.

우리의 삶에는 객관적이든 주관적이든 일이나 돈, 대인관계, 질병 등 수많은 스트레스 요인들이 존재하기 때문에 아무도 스트레스 요인들로부터 자유로울 수 없으며, 어느 정도의 스트레스를 받는 것은 불가피하다. 스트레스가 전혀 없는 삶은 따분하고 무미건조하기 때문에 피하는 것이 능사도 아니다.

우리 몸은 스트레스 요인을 만나면 코르티솔이나 아드레날린과 같은 많은 양의 스트레스 호르몬을 분비하여 심장박동과 혈압을 높이고, 근육을 긴장시키며, 호흡을 빠르게 한다. 반면에 두뇌활동

---

4) United Nations, World happiness report 2016, p.21
5) 건강보험심사평가원, 의료정보, 건강정보, 통계로 보는 질병정보

이나 소화기, 면역 시스템과 같은 본질적이지 않은 기능을 최소화 시켜 모든 에너지를 빠른 호흡과 순환, 긴장과 근육의 사용과 같은 공격 도피 반응에 집중한다.

이밖에 땀을 나게 하고, 등과 가슴, 근육의 통증, 불면증, 고혈압, 복통 등 몸을 불편하게 하고, 분노, 근심, 피로, 우울증, 건망증, 슬픔 등 정서나 사고에도 악영향을 준다. 또한 지나친 과식이나 소식, 담배나 알콜, 약물의 오남용, 순간적인 분노, 대인 기피증 등과 같은 좋지 않은 행태를 보이게 한다.

스트레스가 주는 이러한 현상이 장기간 지속되면 심장병, 고혈압, 당뇨, 우울증과 같은 다양한 질병의 원인이 되어 육체적·정신적으로 건강을 해치고, 행복의 양과 질을 떨어뜨리므로 스트레스를 줄이는 일은 매우 중요하다.

정도의 차이는 있지만 스트레스 요인은 누구에게나 찾아오기 때문에 각자가 받는 스트레스를 줄이는 것은 이러한 스트레스 요인들을 어떻게 받아들이고 조절하느냐에 달려있다. 스트레스의 유무와 크기는 스트레스 요인에 따라 정해지는 것이 아니고, 각자가 그 요인에 어떻게 대응하느냐에 따라 각자가 정하는 것임을 반드시 기억해야 한다.

(아시아경제TV 2017.6.23)

99

돈의 노예, 스트레스의 밥

사람들은 누구나 스트레스로부터 벗어나 행복한 삶을 살고 싶어 하지만, 모두에게 쉬운 일은 아니다. 우리 삶에는 안녕과 행복을 위협하는 스트레스 요인들이 너무 많아 모두 피하기는 어렵다. 피할 수 있는 것은 피하고, 그래도 찾아오는 스트레스 요인은 마음의 안전판으로 날려버리면 어떨까?

연구결과에 따르면 돈과 일이 가장 큰 스트레스 요인이라는데, 우리나라 사람들은 돈 때문에 받는 스트레스가 유난히 큰 것 같다. 물질적 욕심을 자제하던 유교적 전통이 사라진 자리가 돈에 대한 지나친 욕심과 쉽게 부자가 되려는 풍조로 채워진 오늘날, 돈의 노예로 살고 있는 사람을 만나면 가여운 생각을 넘어 마음이 아프다.

UN은 1인당 GDP와 건강수명, 사회적 지원, 삶의 선택의 자유, 관용, 부패에 대한 인식의 여섯 지표를 활용하여 행복지수를 발표한다. 1인당 GDP와 건강수명은 통계자료를 활용하고, 나머지 항목들은 설문조사결과를 반영한다. 사회적 지원 항목은 '어려움에

처했을 때 도와줄만한 친척이나 친구가 있는지'를, 관용은 '지난달에 자선단체에 기부하였는지'를 묻는다.[1]

우리나라의 순위는 155개국 가운데 56위. 소득이 높아지고 수명이 길어졌음에도 나머지 항목들의 점수가 낮아 별로 행복하지 않다는 평가다. 우리가 물질적으로 풍족해지고 오래 사는 대가로 우리의 자랑이었던, 넉넉하지 않지만 함께 나누며 더불어 살았던 전통적 가치를 희생한 것은 아닐까?

돈은 우리에게 편리함을 주지만, 다다익선은 아니다. 가진 돈이 많지 않아도 내가 돈의 주인이 되면, 적절히 쓰면서 행복한 삶을 살 수 있지만, 가진 돈이 많아도 돈이 나의 삶을 지배하면 돈이 나의 주인이 되고, 나는 돈의 노예가 될 수 있다. 돈의 노예가 되면, 가족의 건강이나 행복, 친구와의 우정은 물론, 법이나 윤리, 양심, 그밖에 어떤 소중한 가치도 희생할 수 있으므로 감당하기 어려운 스트레스를 받게 된다.

사람들은 돈이 많으면 물질적 풍요를 누릴 수 있어서 행복하고 건강할 것으로 생각하기 쉬운데, 행복한 경우에 그 이유가 자아실현(eudaimonic)이냐 쾌락(hedonic)이냐에 따라 건강에 미치는, 전혀 다른 결과를 보여주는 미국 UCLA대학에서의 흥미로운 연구가 있다.[2]

---

1) United Nations, World happiness report 2016, p.17

2) Ethan A. McMahan & David Estes, Hedonic versus eudaimonic concepts of well-being: evidence of differential associations with self-reported well-being

자아실현 행복은 삶의 목적과 의미를 성취함으로써 얻는 행복을 말하는데, 이러한 행복을 느끼는 사람들의 면역세포는 유전자들이 건강에 매우 유익한 반응을 보였다. 염증수준은 낮고, 항바이러스와 항체반응은 강하여 높은 면역력을 보였다. 반면에 쾌락적인 행복을 느끼는 사람들의 면역세포는 정 반대의 결과를 보여주었다.

쾌락적인 행복도 삶의 한 부분이지만, 사랑하여야 할 사람들과 돈 때문에 다투지 않게 된다면, 돈에 대한 욕심을 줄이고 자아실현 행복도 함께 추구한다면, 돈 많은 사람이나 투기로 쉽게 돈 벌었다는 사람을 부러워하지 않게 된다면, 부자들이 기부와 봉사에 앞장선다면, 스트레스가 줄어들어 우리 사회가 더 건강해지고 행복해지지 않을까?

세계 최고의 부자로 가장 많은 기부를 하는 빌 게이츠처럼 열심히 일하여 번 돈을 좋은 일에 쓰는 것은 바람직하지만, 수단과 방법을 가리지 않고 돈을 벌기 위해 돈의 노예가 되는 것은 불행한 일이다. 돈의 노예가 되지 않는다면, 그리하여 돈이 주는 스트레스를 최소화할 수 있다면 스트레스로부터 나를 지킬 수 있는 첫 단추를 잘 꿴 셈이다.

(아시아경제TV 2017.6.30)

100

스트레스를 날려버리는 안전판

우리의 안녕과 행복을 위협하는 스트레스 요인들은 너무 많아 모두 피하기는 불가능하지만, 돈의 노예로부터 벗어나 돈의 주인이 될 수 있다면(99편 참조), 스트레스를 이기는 첫 발을 성공적으로 내딛었다고 말할 수 있다.

스트레스 요인들은 개인의 능력이 아무리 뛰어나더라도 혼자의 힘으로 감당하기 어려운 것들이 많다. 국가가 사회안전망을 구축하여 국민을 실업, 빈곤, 재해, 노령, 질병 등의 사회적 위험으로부터 보호하듯이 평소에 정신적·사회적·영적 안전판을 겹겹이 갖추어 두면 스트레스를 어렵지 않게 날려버릴 수 있다.

정신적 안전판으로 으뜸이 되는 것은 가족 간의 사랑이다. 가족 간에는 당연히 서로 사랑하여야 한다고 생각하기 쉽지만, 부모의 자식사랑은 몰라도 부부간의 사랑이나 부모사랑, 형제간의 사랑은 당위성만으로 유지되지는 않는다. 사랑은 일방적이 아닌 상호작용으로 강해지기 때문에 내 기준이 아닌, 상대방의 기준이나 방식으로 서로 존중하고 주고받을 때 스트레스를 녹이는 위력을 발휘한다.

　마음의 휴식도 스트레스 해소에 도움이 될 때가 많다. 혼자서 쉽게 해결할 수 없는 일은 서둘러 곧바로 해결하려 들지 말아야 한다. 시급한 일이 아니라면, 평소에 좋아하는 음악을 듣거나 산책을 하고, 가벼운 운동을 하거나 잠을 자는 것처럼 마음의 휴식을 취하는 자기만의 노하우를 준비해 둘 필요가 있다.

　자극성이나 부작용이 있는 카페인이나 알콜, 니코틴 기타 약물에 의존하는 것은 마음의 휴식을 방해하기 때문에 좋지 않다. 시간을 잘 관리하여 스트레스 요인이 집중되는 것을 막고 평소에 스트레스 요인이 될 소지가 있는 것을 줄이는 것도 도움이 된다. 어떤 시간에 일이 몰리거나 처리할 시간이 부족한 경우에는 '노'라고 말하는 지혜도 필요하다.

　사회적 안전판으로 공감할 수 있는 친구를 많이 두는 것도 좋다. 친구관계는 가족관계보다 훨씬 상호관계에 의존하기 때문에 상대방의 입장에서 서로 이해하고, 상호 공감하는 관계이어야 한다. 친구는 혼자서 해결하기 어려운 문제를 만났을 때 그 존재만으로도 스트레스를 줄이는 데 큰 도움이 되며, 직접적인 도움을 줄 수도 있고, 소중한 정보를 줄 수도 있다.

　사회적 안전판으로 '나'보다 '우리'로 살아가는 마음의 자세도 스트레스 해소에 크게 기여할 수 있다. 우리는 누구도 자기만의 삶을 살 수 없으며, 더불어 사는 사회의 일원으로 이웃과 함께 살아간다. 부를 혼자 누리면 나만 행복하지만, 봉사와 기부는 주는 사람과 받는 사람 모두를 행복하게 한다. 봉사와 기부가 흐뭇한 뉴스가 되는 세상에서 너무 흔하여 뉴스거리가 안 되는 세상으로 바뀌면 스트레스 또한 획기적으로 줄어들 것은 명약관화한 일이다.

우리 삶에는 정신적 또는 사회적 안전판으로도 해결할 수 없는 스트레스 요인도 많다. 사랑하는 가족의 사망이나 치명적인 질병에 걸리는 경우처럼 받아들일 수밖에 없는 경우도 많다. 스트레스 요인을 바꿀 수 없다면 내가 변해야 하는데, 이럴 때 신앙과 같은 영적 안전판이 큰 도움을 줄 수 있다.

영적인 세계는 다른 어떤 방법으로도 해결할 수 없는 어려운 문제를 해결해 줄 수는 있지만, 어떤 신앙이 나에게 적합한지 선택하기가 쉽지 않다. 세상에는 짝퉁 신앙이 너무 많아 없느니만 못한 사례도 많은 만큼 교리나 신도들의 행태를 충분히 살펴 신중하게 접근하는 지혜가 필요하다.

(아시아경제신문 2017.7.7)

내 몸 안에 준비된 의사

초판인쇄 2018년 10월 05일
초판발행 2018년 10월 10일
1판 2쇄 2018년 11월 08일
1판 3쇄 2021년 03월 18일

지은이   김재호

펴낸이   이혜숙
펴낸곳   신세림출판사
등록일   1991년 12월 24일 제2-1298호
주소   04559 서울특별시 중구 창경궁로 6, 702호(충무로5가, 부성빌딩)
전화   02-2264-1972
팩스   02-2264-1973
E-mail   shinselim72@hanmail.net

정가   18,000원
ISBN   978-89-5800-205-5, 03510